POSTPOLIO

La larga sombra del virus

Carles Fontcuberta Sarrau

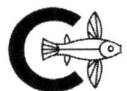

postpolio
La larga sombra del virus

Primera edición: 2025

ISBN: 9791387524234
ISBN eBook: 9791387524715

© del texto:
   Dr. Carles Fontcuberta Sarrau

© del diseño de esta edición:
   Caligrama, 2025
   www.caligramaeditorial.com
   info@caligramaeditorial.com

© de la imagen de cubierta:
   Shutterstock

Impreso en España – Printed in Spain

A mi esposa, Mercè, y a mis dos hijas, Cris i Lalis.
A todos los rotarios.

ÍNDICE

PRÓLOGO

Agradezco al Dr. Carles Fontcuberta la oportunidad de hacer el prólogo De su libro *Postpolio. La larga sombra del virus*.

Carles es un rotario que lleva poco tiempo en nuestra organización, pero nos ha demostrado ya su entusiasmo, su interés y, sobre todo, su compromiso. Le doy las gracias en nombre de Rotary.

Recuerdo bien el primer día en que le animé a introducirse en el tema de la postpolio y a profundizar sobre él.

El Dr. Fontcuberta ha hecho un esfuerzo voluntario importante, con una labor de recopilación de documentación científica, durante los últimos tres años, para explicarnos en qué consiste el síndrome postpolio.

Lo ha explicado de manera clara, ordenada, didáctica y comprensible en este libro cuya lectura es obligada para que todos los rotarios, y cualquier persona interesada, conozcan esta enfermedad sobre la cual la ciencia médica no tiene todavía el suficiente conocimiento, especialmente, en cuanto a saber cómo tratar y curar a las personas enfermas.

Como queda reflejado en el texto del libro, Rotary International ha tenido un papel destacado en la erradicación de la poliomielitis en el mundo. Desde hace ya unos años, venimos repitiendo que estamos a un paso de la erradicación total de esta enfermedad, con la ilusión de ver repetida la situación de la viruela, erradicada del mundo en 1979, después de una campaña de vacunación sin precedentes.

Sin embargo, diversas circunstancias, entre ellas las consecuencias de la pandemia de la COVID-19, la disminución de la vacunación en muchos países, los conflictos sociales y bélicos, así como la irrupción de otro virus distinto del virus histórico de la poliomielitis han empeorado la realidad que creíamos superada.

Hoy, tenemos la obligación de seguir muy atentos ante la exacerbación de esta enfermedad en varios países del mundo.

Existe, además, una nueva entidad clínica que tiene una relación directa causa-efecto con la poliomielitis y que se presenta décadas después de esta, el denominado síndrome postpolio, del que no habíamos oído hablar hasta ahora.

Así que los rotarios, más de un millón doscientas mil personas en los cinco continentes, debemos ser conscientes de estas dos realidades: la poliomielitis sigue entre nosotros y el síndrome postpolio es una nueva realidad que debemos considerar seriamente porque comporta sufrimiento en las personas afectadas y en sus familias.

También debemos tener la misión de influir en las autoridades sanitarias de nuestros países para alertarles de la presencia de síndrome postpolio.

Hay que ser conscientes de que cuanta más poliomielitis existe en el mundo, más casos de síndrome postpolio se darán en el futuro.

Por ello, seguir vacunando a los niños de todo el mundo y así erradicar este virus de la faz de la Tierra es, sin duda, el mejor antídoto para minimizar o evitar las consecuencias de la poliomielitis y nuestro mayor reto vigente.

Según las consideraciones que hace el propio autor, es muy posible que sigamos viendo casos de poliomielitis en el mundo, al menos una década más, y es posible que vayan apareciendo casos de postpolio durante lo que queda del presente siglo.

Espero que este libro, y sus réplicas en formato *e-book*, tenga un efecto positivo en nuestras conciencias individuales y colectivas, motivándonos a redoblar nuestros esfuerzos hasta lograr erradicar por completo estas enfermedades.

Muchas gracias, una vez más, Carles, por tu esfuerzo.

Ingrid Steinhoff
DG D2202 2022/23
Socia Polio Plus Society
Polio Plus National Advocacy Advisor 2024-2025

AGRADECIMIENTOS

Quiero agradecer al Hospital Universitario Mutua Terrassa su ayuda en la recopilación de la bibliografía necesaria para escribir este libro. Gracias a su director general, el Dr. Esteve Picola, y, especialmente, a la bibliotecaria y documentalista la Sra. Conxi Caro.

Gracias al Dr. Juan Antonio Rodríguez, profesor titular de Historia de la Medicina en la Universidad de Salamanca y autor repetidamente referenciado en este libro, por su conocimiento de los temas tratados.

Gracias al Dr. Jordi Montero, buen amigo, neurólogo y experto electromiografista, por su visión crítica del libro, sus comentarios y sus imprescindibles matices y aportaciones en algunos de los apartados.

También mi agradecimiento a varios miembros de Rotary: a la Dra. Victoria Amargós, al Sr. Raül Font-Quer, a la Sra. Montserrat Moral, al Sr. Ignacio Martínez de Cardeñoso, al Sr. Sergio Aragón, al Sr. Oriol Brutau y a la Sra. Ingrid Steinhoff, por su aliento y apoyo en este recorrido que ha resultado muy gratificante.

A Ingrid Steinhoff, especialmente, por su confianza, por haber aceptado prologar el libro y por sus amables palabras expresadas en él.

Este libro, además del contenido del texto, aporta los testimonios de seis personas que viven o han vivido de cerca todo lo que significa sufrir la poliomielitis, convivir con sus secuelas o padecer el síndrome postpolio.

Cuatro de ellos son profesionales de la medicina, algunos todavía en activo, otros ya jubilados, que tienen en común dedicar o haber dedicado una gran parte de su trayectoria profesional a atender, mejorar y transmitir esperanza a muchas personas afectas de estas enfermedades, compartiendo también con ellos momentos de sufrimiento y de preocupación.

Los otros dos no son médicos, son personas afectadas por la enfermedad, que sufrieron la poliomielitis en su infancia (primera discapacidad), que posteriormente pudieron realizar unas actividades personales, sociales, familiares y laborales razonablemente normales durante años, pero que, ya en la madurez de sus vidas, vuelven a sufrir las consecuencias de aquella poliomielitis que sufrieron de niños.

Muchos años después de estar clínicamente estables y de haber olvidado su parálisis infantil, de pronto son diagnosticados de un síndrome postpolio que les obliga a revivir una segunda discapacidad.

Las seis aportaciones, basadas en estas experiencias profesionales y personales, son de mucho interés y aportan un importante valor al contenido del libro. Estas experiencias vividas y sentidas quedan reflejadas en las entrevistas que el autor ha efectuado a estos magníficos profesionales y excelentes personas que se convierten, así, en colaboradores necesarios y protagonistas directos del trayecto de este breve libro y a quienes les agradezco mucho su participación:

Dr. Luis Santos. Médico pediatra

Dr. José M.ª Vilarrubias. Médico traumatólogo

Dr. Raúl Juntas. Médico neurólogo

Dr. Enric Portell. Médico rehabilitador

Sr. Ramon Diorrios. Persona afectada de síndrome postpolio

Sr. Ramón Fernández. Persona afectada de síndrome postpolio

Gracias sinceras a los seis.

Y, finalmente, gracias a Rotary, como organización.

Fue en el año 2021 cuando tuve la oportunidad de ser propuesto y aceptado como socio del Rotary Club de Blanes Costa Brava Sud, localidad de la costa catalana de Gerona, donde resido actualmente con mi esposa.

Rotary International (en adelante RI) es una organización centenaria de voluntarios (rotarios) que se dedica a la ayuda humanitaria en diversos ámbitos, uno de ellos la salud.

Somos aproximadamente 1.3 millones de socios rotarios repartidos en 35 000 clubes por los cinco continentes.

En pocas semanas, empecé a ser consciente del impresionante papel desempeñado por RI en la erradicación de la poliomielitis en el mundo, con un trabajo arduo y eficaz de más de cuatro décadas, en las que, junto con otros socios internacionales, se ha conseguido reducir drásticamente el número de personas afectadas por esta trágica enfermedad en todo el mundo.

Ya sea por el interés en saber, por mi formación como médico, por mi sensibilidad hacia el sufrimiento de las personas más vulnerables o por las tres razones a la vez, me sentí rápidamente interesado en la poliomielitis.

No fue hasta pasados unos meses cuando añadí al interés por la poliomielitis el interés por las secuelas de la polio y el síndrome postpolio, al que dedicaremos el libro.

Así que, gracias a Rotary, he recorrido este trayecto que me lleva hasta hoy.

Un hoy que me interpela a dar un paso más para intentar ayudar, con las aportaciones hechas en este libro, a quienes tengan interés en conocer más sobre estas dos enfermedades, así como para dar visibilidad a una entidad clínica, el síndrome postpolio, una realidad no solo médica, sino humana, personal, familiar, económica y social, que permanecerá activa en todo el mundo durante este siglo.

Muchas gracias a todos.

Carles Fontcuberta Sarrau

INTRODUCCIÓN

En mi dilatada experiencia profesional de más de cuarenta años, tanto como médico en ejercicio de la medicina clínica como en la faceta de gestor sanitario, nunca tuve conocimiento de la existencia del síndrome postpolio, ni recuerdo haber atendido a ninguna persona que me consultara por las consecuencias de haber padecido una poliomielitis. Tampoco creo haber mantenido ninguna conversación con algún profesional sanitario que acudiera a mi despacho de dirección solicitando o proponiendo algún tema relacionado con la postpolio —la poliomielitis, sus secuelas mecánicas o, específicamente, el síndrome postpolio—.

Probablemente esto no solo me haya sucedido a mí. Tomando como referencia los estudios del historiador de la medicina el Prof. Dr. Juan Antonio Rodríguez, el síndrome postpolio es una entidad casi ignorada por los profesionales sanitarios y por la propia sociedad.

Ni la sociedad ni la medicina han tenido, hasta hoy, un especial interés por el síndrome postpolio. Los propios afectados no perciben adecuada la respuesta sanitaria que reciben (Coca JR 2019).

Para aclarar mejor de qué estamos hablando, creo que es necesario hacer un pequeño glosario terminológico que facilite al lector la distinción de los distintos términos y conceptos que aparecerán en el texto. Anticipamos algunos conceptos sobre la polio paralítica, en la Fig. 1.

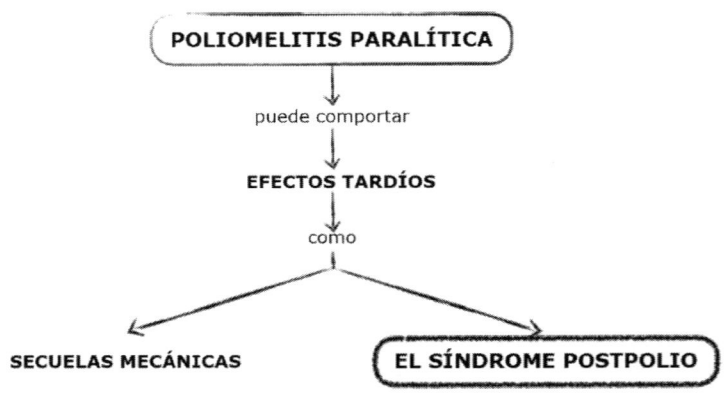

Fig. 1

La poliomielitis —referida a partir de ahora en el texto como polio— es una enfermedad milenaria, aguda, infecciosa, altamente contagiosa que, solo en un bajo porcentaje de casos (1-2 %), puede dejar discapacidades físicas de diversa índole y gravedad —polio paralítica o parálisis infantil—.

El concepto «secuelas de la polio» se refiere a las consecuencias de haber padecido la forma paralítica de la polio. Las hay de dos tipos:

Unas secuelas pueden ser mecánicas —secuelas mecánicas de la polio—, fruto del uso prolongado de dispositivos ortopédicos, sillas de ruedas, muletas, corsés, bastones de apoyo, o consecuencia de una o varias cirugías ortopédicas correctoras, entre otras causas diversas. Todo ello, con el paso del tiempo, puede ocasionar diversas afecciones sobreañadidas a las propias discapacidades, como, por ejemplo, dolores de diversa naturaleza y origen: cifosis, escoliosis, osteoporosis, tendinitis o hernias discales, entre muchas otras.

Hay otra secuela de la polio, que no es de origen mecánico, que debe ser especialmente destacada, el síndrome postpolio —referido a partir de ahora en el texto como SPP—, una situación clínica distinta de la polio, pero también consecuencia de esta, de causa no infecciosa, sino neurodegenerativa, poco prevalente, cuyos síntomas específicos aparecen en personas que padecieron la polio muchos años antes y que no ha merecido, hasta hoy, demasiada atención por parte del colectivo sanitario, al menos en nuestro país, como se comprobará posteriormente.

En algunos casos, se usan indistintamente los siguientes dos términos: «efectos tardíos de la polio» y «pospolio», que incluyen tanto las secuelas mecánicas de la polio como el SPP, siendo importante saber que pueden coincidir ambas situaciones clínicas en una misma persona, aunque unas cuantas décadas más tarde.

¿A quién va dirigido este libro?

El libro va dirigido a cualquier persona interesada en conocer las consecuencias de la polio. A los profesionales sanitarios de distintas disciplinas —medicina, enfermería, fisioterapia, ortopedia, psicología, terapia ocupacional, etc., sean o no especialistas en la materia—, especialmente a los que trabajan en atención primaria. A los estudiantes de grados o posgrados afines. A las personas afectadas por estas enfermedades y a sus familiares.

Y, por supuesto, a todos los rotarios que han contribuido a reducir drásticamente la polio en el mundo y que ahora contemplan con sorpresa la aparición del SPP, una nueva realidad clínica que todavía conocen poco.

¿Cómo es este libro? ¿Qué objetivos tiene?

El libro trata fundamentalmente del SPP, pero es inevitable empezar hablando brevemente de la polio, una enfermedad sin la cual no existiría la otra.

Es un libro que pretende ser sencillo y conciso.

La pretendida sencillez del texto no evita el uso de terminología médica, que, en ocasiones, puede resultar compleja para los no sanitarios, pero que no siempre es fácil de evitar en un libro que trata sobre temas médicos.

Su objetivo es doble: llegar al conjunto de la sociedad y, en especial, a las profesiones sanitarias.

No es un libro científico, sino de divulgación sanitaria. Está escrito con la voluntad tanto de divulgar la postpolio como de dar visibilidad a unas situaciones clínicas complejas y a las personas que las sufren, sin pretender profundizar más de lo estrictamente necesario y facilitando una información lo más actualizada posible.

A pesar de que la polio es una enfermedad reconocida históricamente, las secuelas a largo plazo y las formas en que afecta a los supervivientes no forman parte de las discusiones habituales de los profesionales sanitarios.

¿Qué fuentes se han usado?

El contenido del libro se nutre de las lecturas de artículos publicados, así como de los comentarios y entrevistas a médicos expertos y a ciudadanos afectos de dichas dolencias.

Las lecturas elegidas por el autor han sido aquellas que ha considerado interesantes para cumplir con el doble objetivo pretendido y que constan en el listado final de referencias bibliográficas. Para ello se han utilizado diversas bases de datos: Dialnet, Cochrane, PubMed, MEDES, Scielo, Google Scholar y WoS.

En el caso de las entrevistas, han sido útiles para ilustrar los datos que surgían de la lectura de los artículos científicos elegidos, ampliando los temas tratados, aclarando conceptos y, sobre todo, plasmando la vivencia en persona de los entrevistados.

¿Qué opciones de lectura proponemos?

La intención es que el lector pueda tener tres itinerarios distintos de lectura según sus intereses o necesidades.

El primer itinerario invita a la lectura secuencia de todo el libro.

Los otros dos permiten, o bien leer las entrevistas, que complementan los distintos temas tratados y que permiten una visión global del tema, o bien acceder directamente a los veinticinco puntos clave.

Cada itinerario pretende invitar al lector a la reflexión.

Las entrevistas se pueden leer en la pág. 107 y siguientes.

«Los 25 puntos clave de la polio y la postpolio», y que resumen sucintamente el contenido del libro, están descritos a partir de la pág. 157.

En esta introducción del libro, parece obligado hacer un breve comentario sobre la «Iniciativa global para la erradicación de la polio» (GPEI, sus siglas en inglés), la mayor iniciativa de colaboración público-privada jamás emprendida en el mundo en el ámbito de la salud pública.

La GPEI es una asociación constituida por Gobiernos nacionales con seis socios: la Organización Mundial de la Salud (OMS), Rotary International (RI), los Centros para el Control y la Prevención de Enfermedades (CDC) de EE. UU., el Fondo de las Naciones Unidas para la Infancia (Unicef), la Fundación Bill y Melinda Gates y GAVI (Alianza para las vacunas).

RI inició, en solitario, su lucha contra la polio en todo el mundo un 29 de septiembre de 1979 vacunando a niños en un poblado de Filipinas, con un resultado positivo muy esperanzador.

En 1988, en la Asamblea Mundial de la Organización Mundial de la Salud surgió la alianza de RI con otros tres socios — OMS, Unicef y los CDC de EE. UU.— para fundar el GPEI. En el 2007 se unió la Fundación de Bill y Melinda Gates. En el 2019 lo hizo la asociación público-privada GAVI (Alianza para las vacunas).

El objetivo del GPEI ha sido y sigue siendo erradicar la polio en todo el mundo y, después de cuarenta años de existencia, puede presentar las siguientes cifras:

2.5 billones de dólares en inversiones —vacunas, investigación, logística, red de vigilancia epidemiológica...—.

3000 millones de niños vacunados en el mundo.

Reducción del virus salvaje de la polio en un 99 %.

Prevención de parálisis infantil en 20 millones de niños.

Prevención de 1.5 millones de muertes infantiles.

Unos resultados espectaculares.

Actualmente, solo el 1 % de la población mundial sigue todavía afectada por la poliomielitis, en zonas endémicas de Pakistán y Afganistán. Este porcentaje, sin embargo, ha empeorado recientemente y será matizado en las páginas posteriores.

Para terminar la introducción, parece adecuado hacer referencia al artículo «Síndrome postpolio: mejorar la calidad de vida de los pacientes, el gran reto», del Dr. Enric Portell, médico rehabilitador, uno de los entrevistados y de los referenciados en el libro.

El contenido de este fragmento del artículo de Portell (*Sobre ruedas*, pág. 25, 2016), quizá sitúe rápidamente al lector no experto ante la realidad de lo que significan y han significado la polio y el SPP:

Las personas que hoy tengan más de cincuenta y cinco años en nuestro país recordarán las epidemias de poliomielitis que se producían cada verano, que afectaban principalmente a las poblaciones de la costa y que cursaban con fiebre, dolor de cabeza y malestar.

Estos síntomas, que puede provocar cualquier enfermedad vírica, iban seguidos en alguna ocasión —un 2 % de las veces aproximadamente— de parálisis en alguna o en todas las extremidades.

En ocasiones, podía incluso comprometer la musculatura respiratoria y fallecer, a menos que se dispusiera de lo que se denominaba el «pulmón de acero», que no era más que una máquina que permitía respirar al niño y que cumplía la misma función que la de un respirador para ventilación mecánica de los que se usan hoy en día.

Transcurridas unas semanas, los músculos paralizados empezaban a recuperarse, pero, según la gravedad de la infección, podían quedar músculos paralizados o debilitados de por vida.

Aquellos niños a los que se refiere Portell podían mejorar, en algunos casos, tras sesiones de fisioterapia, electroterapia o dispositivos ortopédicos. En muchas ocasiones había que acudir a la cirugía reparadora —habitualmente más de una para cada caso y con resultados dispares—, sin que nada de lo anterior pudiera evitar que algunos afectados acabaran para siempre en una silla de ruedas. El Dr. Vilarrubias, en su entrevista, nos habla y nos describe bien las cirugías a las que eran sometidos estos pequeños afectados de polio paralítica.

La mayoría de los niños que padecieron la polio pudieron llegar a realizar una vida personal, laboral, profesional, razonablemente normalizada.

Pero, como sigue Portell, en su artículo:

… transcurridos unos cuarenta o cincuenta años después de haber adquirido la enfermedad y haber convivido con las secuelas de una poliomielitis, muchos de ellos empezaron a apreciar síntomas, como fatigabilidad, cansancio, nueva atrofia muscular en un miembro que aparentemente no había estado afectado por la polio, o pérdida de fuerza o nueva debilidad en un músculo previamente afectado o no...

A este conjunto de síntomas descritos por Portel se le denominó síndrome postpolio.

Se estima que entre un 25 % y un 80 % de las personas que padecieron una poliomielitis en su infancia desarrollarán un síndrome postpolio (SPP).

BREVES CONSIDERACIONES SOBRE LA POLIOMIELITIS

LUCES Y SOMBRAS

La polio es una enfermedad bien conocida por la medicina.

Durante el último siglo, la ciencia médica ha avanzado mucho en el conocimiento de la polio: su historia milenaria (Egipto, 1580 a. C.), sus causas (infección viral con afectación neurológica), su detección (red de vigilancia epidemiológica), su prevención (vacunas), sus síntomas (tres formas clínicas distintas) y sus consecuencias a largo plazo (secuelas de la polio).

A pesar de estar documentada desde hace varios milenios, no es hasta finales del siglo xix y durante el siglo xx cuando la enfermedad se comporta endémicamente afectando a la mayoría de los países del mundo. En su época de mayor apogeo quedaron paralizados o murieron alrededor de medio millón de personas todos los años, antes del descubrimiento y administración de las primeras vacunas, a mediados del siglo pasado.

La denominación «poliomielitis» deriva de la palabra griega *polio*, que significa 'gris', y *mielos*, que significa 'médula espinal' —por la zona anatómica afectada por el virus, en concreto el asta anterior de la médula espinal, de la que hablaremos posteriormente—.

En España, la evolución de la polio experimentó un cambio radical desde la introducción de la vacuna antipoliomielítica oral —la que se administraba con unas gotas en un terrón de azúcar—, en la década de los años sesenta y setenta del siglo pasado.

Las cifras anuales de casos descendieron vertiginosamente, desapareciendo por completo la elevación estacional de la curva de incidencia (Pérez Gallardo 2013).

Lo mismo sucedió en numerosos países del mundo a los que pudo llegar la vacuna.

Hoy, la polio, conocida también como parálisis infantil —porque afecta principalmente a la población infantil de menos de cinco años— o enfermedad de Heine-Medin —en reconocimiento a Jacob Heine, ortopedista alemán, y a Karl Oskar Medin, pediatra sueco, ambos conocidos por sus estudios sobre la polio en la mitad del siglo xix—, ha desaparecido totalmente del imaginario colectivo de las personas que vivimos en el mundo occidental, lo cual es razonablemente comprensible teniendo en cuenta que la región europea de la OMS está libre de polio desde hace varias décadas (Limia 2013).

No ocurre lo mismo en otros países menos desarrollados, en donde el virus, por unas razones u otras, persiste en mayor o menor medida.

Rosa Ballester, catedrática de Historia de la Ciencia, en su ensayo *Entre la metáfora y la realidad. Discapacidad e identidad en la historia de la poliomielitis* (2008), es especialmente contundente cuando, en uno de los párrafos de su trabajo, comenta ciertos aspectos históricos de la polio. Habla de «esperanza en los triunfos espectaculares de la investigación» a la vez que describe la historia de esta enfermedad como «*una historia de retrocesos, de intereses políticos y económicos éticamente muy cuestionables, de rivalidades entre los propios científicos y sus grupos y, lo que es peor, de discapacidades y muertes causadas por errores y malas prácticas*».

Una dura reflexión que posiblemente resume bien, en pocas líneas, la identidad de esta enfermedad, de su curso evolutivo, de su realidad social y de su proceso histórico, con sus luces y sus sombras.

Se podría añadir, a la anterior reflexión de Rosa Ballester, el grado de estigmatización que, en aquella época —buena parte del siglo xx—, significó para los niños afectados padecer un cuadro agudo de polio y quedar con secuelas de por vida.

Un estigma que se quiso relacionar, erróneamente, con el origen social de quienes la padecían y con la pertenencia a determinados grupos de riesgo, especialmente las clases más desfavorecidas, con todo lo que ello comportaba, puesto que se relacionaba equivocadamente la enfermedad con la higiene, el nivel de escolarización, los hábitos sexuales, etc. (Guerra 2019). Ver la Fig. 2.

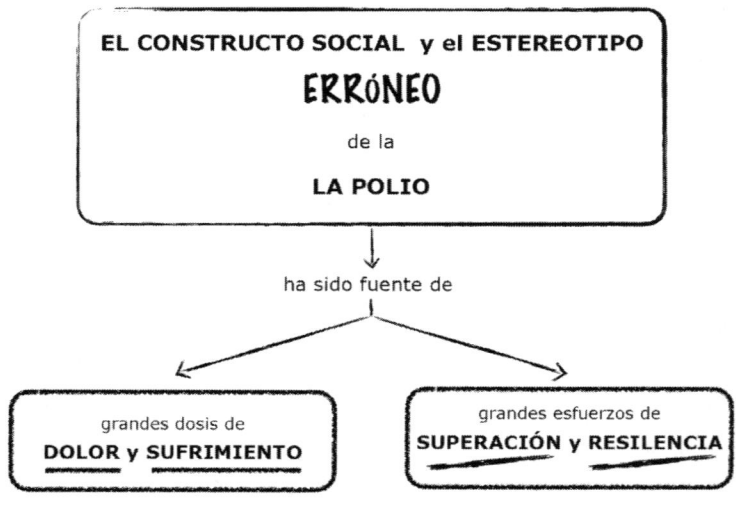

Fig. 2

En consecuencia, el elemento estigmatizador no solo se relacionaba con aspectos individuales de la persona afectada, sino con colectivos sociales creando un constructo social y un estereotipo de la polio (Guerra 2019).

La propia Ballester, en su obra *La lucha europea contra la presencia epidémica de la poliomielitis: una reflexión histórica*, explica cómo la falta de prevención y la inexistencia de tratamiento, durante varias décadas del siglo pasado, generó en la población sentimientos de miedo e impotencia, fundamentalmente por la gravedad de las secuelas e incapacidades que producía la enfermedad y por la imprevisibilidad de la misma, que podía afectar a cualquier lugar y a personas de cualquier condición social, contradiciendo lo que suele ser habitual en las enfermedades infecciosas, es decir, la falta de higiene y las malas condiciones de vida.

La grave epidemia de Copenhague de 1952 y las noticias que llegaban del otro lado del Atlántico significaron que no había fronteras ni grupos sociales inmunes y que la globalidad de la enfermedad en el mundo occidental era una realidad palpable.

La población se sentía atemorizada y la polio generó un fuerte impacto sociocultural, además de toda clase de supersticiones y prejuicios que se imponían ante la falta de respuesta de la ciencia.

La gente no sabía cómo actuar ante la aparición estival de la polio. Los métodos para defenderse de ella eran infructuosos: aislamiento; envolver a las criaturas entre mantas apretadas; vahos calientes; pintar con cal árboles, veredas y paredes…

Los ricos estuvieron igual de afectados que los pobres. Tanto los países como las personas.

A pesar de todo ello, también cabe decir que hubo efectos muy positivos derivados de la lucha contra la polio, algunos de los cuales persisten actualmente.

Un ejemplo de ellos fue la puesta en marcha de diversos procesos de cambio en el ámbito de las especialidades médicas que intentaban, como podían, adaptarse a la nueva realidad sanitaria y social, desde nuevas técnicas de cirugía ortopédica hasta la consolidación de otras especialidades médicas y sanitarias como la fisioterapia, la medicina intensiva o la ortopedia.

También merece un comentario el desarrollo de protocolos de prevención asistencial, que actualizaron y modernizaron la asistencia médica, así como la puesta en marcha de calendarios de vacunación, indispensables en el proceso de control o erradicación de la polio y de otras enfermedades infecciosas prevenibles, sin olvidar los cambios en la asistencia y los servicios sociales a personas con discapacidades motoras.

Otro ejemplo casi heroico fue el de la resiliencia de los afectados. Es frecuente que personas que sufrieron la polio refieran que, durante su infancia, pese a la deficiencia provocada por la enfermedad, lograron una rápida adaptación de su nueva realidad personal en su entorno habitual. El hogar y la calle fueron los primeros espacios para la relación entre los niños afectados, que eran conscientes de unas capacidades diferentes a las del resto de sus compañeros y amigos. La fuerza física y mental que demostraron fue extraordinaria.

Finalmente, un ejemplo positivo muy remarcable fue la puesta en marcha, lenta pero progresivamente, de una extensa red internacional de vigilancia epidemiológica que iba a servir, también, para la detección precoz de otras enfermedades infecciosas.

VIRUS Y VACUNAS

La polio es una enfermedad muy contagiosa, causada por el poliovirus, un virus que pertenece a la familia de los enterovirus y que se transmite de persona a persona y se propaga principalmente por vía digestiva: aguas, alimentos, manos y superficies contaminados, acumulación de basuras, higiene inadecuada, como ejemplos.

No es un virus de contagio respiratorio, aunque la inhalación de gotas procedentes de la tos o de un estornudo de una persona infectada también puede ser origen de contagio.

El hecho de que sea una infección que se transmite entre humanos, sin ningún vector animal de por medio, permite pensar en su total erradicación, lo cual no es posible cuando hay algún animal responsable de la transmisión de la enfermedad, como el caso de la malaria, por ejemplo. La malaria (paludismo) es una infección por protozoos que se propaga por la picadura del mosquito *Anopheles* infectado y es una enfermedad prevenible (vacunas), pero no erradicable.

Afortunadamente, el poliovirus es un virus muy lábil que sobrevive poco en el medioambiente (Limia 2013).

Hay identificados tres serotipos distintos del poliovirus: 1, 2 y 3.

El 2 y el 3 están ya erradicados y persiste el 1, conocido como virus salvaje de la polio, actualmente en fase de erradicación en el mundo.

La infección por el poliovirus, siendo un agente infeccioso muy contagioso, pocas veces se traduce en síntomas graves (parálisis).

Además, es prevenible gracias a las vacunas —ya sea la vacuna oral con virus vivos atenuados, del Dr. Sabin, o la inyectable con virus muertos inactivados, del Dr. Salk, como se ampliará en la entrevista del Dr. Luis Santos—.

La vacuna Salk proporciona una inmunidad individual, pero no previene la propagación de la enfermedad a otras personas. La vacuna Sabin, en cambio, genera inmunidad intestinal, lo que ayuda a prevenir la propagación de la enfermedad a nivel comunitario (Centurión 2024).

Gracias a las vacunas, la evolución de la polio en el mundo desde hace cuarenta años hasta hoy ha sido espectacular, con los datos ya comentados que se reflejan en la Fig. 3.

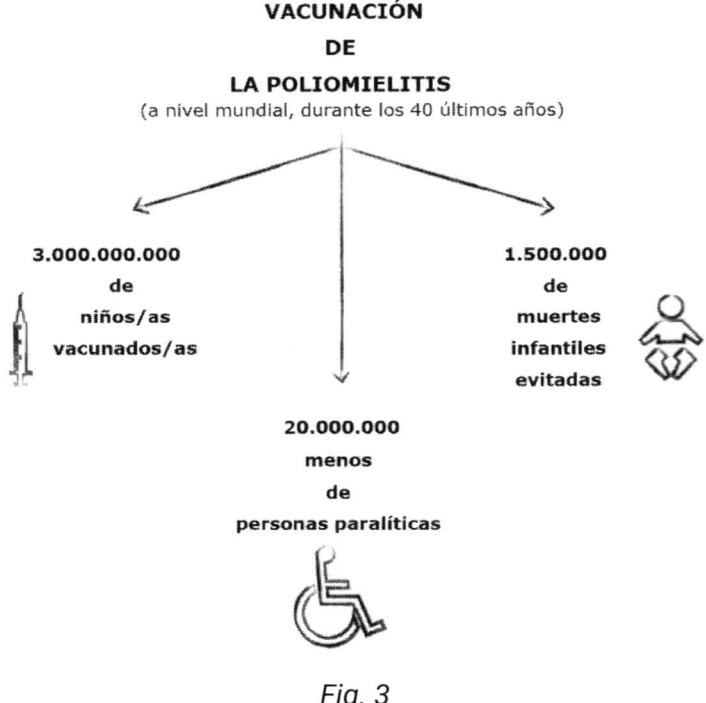

VACUNACIÓN

DE

LA POLIOMIELITIS

(a nivel mundial, durante los 40 últimos años)

3.000.000.000 de niños/as vacunados/as

1.500.000 de muertes infantiles evitadas

20.000.000 menos de personas paralíticas

Fig. 3

Cuando se ha hablado anteriormente del virus de la polio, se ha hecho referencia al poliovirus denominado virus salvaje, que ha sido, históricamente, el responsable de la propagación mundial de la enfermedad.

Desde 1985 hasta hoy, los enormes esfuerzos internacionales para la erradicación de la polio han reducido en un 99 % los casos del virus salvaje.

Sin embargo, las autoridades sanitarias internacionales informaron de que había otra forma «nueva» de polio que podía propagarse dentro de las comunidades: el poliovirus circulante derivado de la vacuna (CVDPV) o virus posvacunal, virus diferente y diferenciado del virus salvaje y que se presenta en tres tipos (serotipos) diferentes, el tercero de los cuales es muy poco frecuente, siendo el tipo 2 el más habitual.

Esta novedad, informada en el 2016, volvió a empeorar el número de afectados y la distribución de la polio en el mundo.

En la Fig. 4, se muestra la situación actual de la infección en el mundo.

Actualmente, vuelven a aparecer nuevos brotes de la enfermedad en países que ya estaban libres de polio.

«ON GOING» se refiere a los países con polio activa, ya sea por el virus salvaje, o el posvacunal —en el momento de escribir este libro a mediados del 2024—:

Angola *ON GOING*

Benín *ON GOING*

Chad *ON GOING*

Congo *ON GOING*

Costa de Marfil *ON GOING*

Etiopía *ON GOING*

Guinea *ON GOING*

Indonesia *ON GOING*

Madagascar *ON GOING*

Malí *ON GOING*

Mozambique *ON GOING*

Nigeria *ON GOING*

Pakistán y Afganistán *ON GOING*

República Centroafricana *ON GOING*

República Democrática del Congo *ON GOING*

Somalia *ON GOING*

Sudán *ON GOING*

Yemen *ON GOING*

Zimbabue *ON GOING*

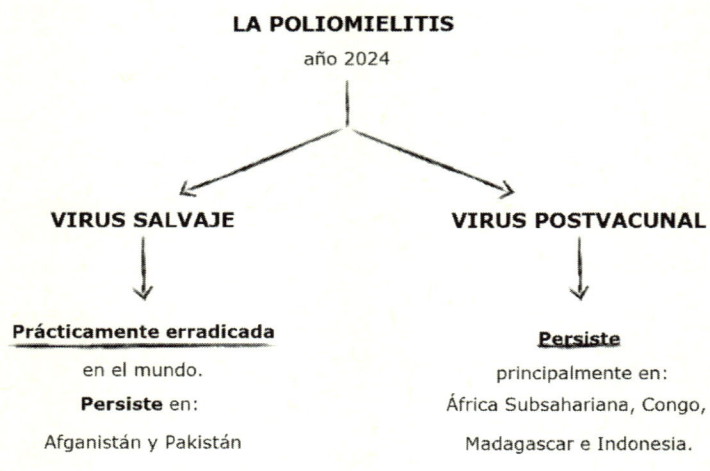

Fig. 4

Desconocemos con exactitud el número de casos detectados en cada país, pero son unos cuantos centenares los declarados entre el serotipo i y el ii del virus posvacunal, en el conjunto de los países africanos más afectados.

Estos datos y estos países pueden modificarse por sucesivos cambios que puedan producirse en la implantación y la evolución del virus, así como por los procesos de vacunación.

Es difícil concretar el número exacto de casos. No podemos tener la certeza absoluta ni la fiabilidad total de los datos que se informan.

En cualquier caso, sean pocos o muchos los casos reales, estamos hablando de virus cuyos «comportamientos» son siempre peligrosos e inciertos y nos obligan a ser muy prudentes, porque se expanden con mucha facilidad.

Dice la OMS que mientras haya un solo niño en el mundo infectado por el virus de la polio no podremos —ni debemos— hablar de erradicación.

FORMAS CLÍNICAS

Tenemos muy cercana la pandemia de la COVID-19 y puede servirnos de ejemplo para explicar las distintas formas clínicas de la polio.

Todos recordamos que hubo personas con la prueba de la COVID positiva que no presentaban síntoma alguno. Otras personas, también con la prueba positiva de infección por el coronavirus, tenían sintomatología de diversa gravedad, desde cuadros seudogripales leves hasta situaciones extraordinariamente graves, incluso la muerte. Hubo casos, además, de personas que han quedado con secuelas, a las que denominamos COVID persistente, con afectaciones ya cronificadas a nivel neurológico, digestivo, cardiovascular, respiratorio, etc.

Los síntomas de la COVID persistente pueden variar ampliamente y pueden incluir fatiga y cansancio extremo, dificultad para respirar, dolor de cabeza y mareos, problemas gastrointestinales como diarrea y pérdida de apetito, dolores musculares y articulares, problemas cognitivos como dificultad para concentrarse, pérdida de gusto y olfato, palpitaciones y cambios en la tensión arterial, trastornos del sueño, etc.

Aunque no se trata de comparar estas enfermedades, la polio también puede manifestarse de formas distintas más o menos graves, incluso la forma peor, que es la forma paralítica por afectación neurológica, y el síndrome postpolio, como veremos más adelante, tiene bastantes síntomas coincidentes con la COVID persistente.

En concreto, existen tres formas clínicas de polio —tres formas distintas de presentación—, como se muestra en la Fig. 5.

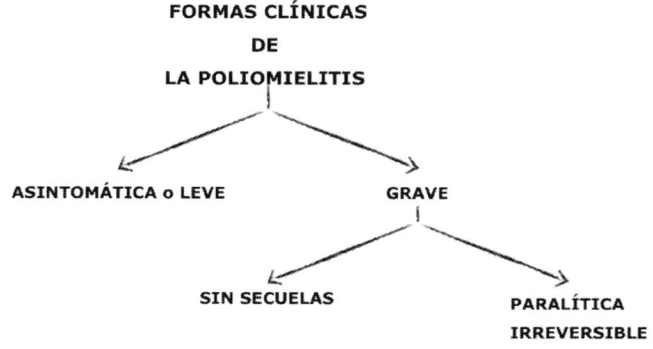

Fig. 5

La forma leve —incluso asintomática— ocurre en la inmensa mayoría de las personas que se infectan (>90 % de casos), en la que la persona infectada no percibe estar enferma o, como mucho, presenta un cuadro parecido a un proceso gripal con síntomas menores que desaparecen en pocos días, sin dejar ninguna secuela. Síntomas como fiebre, malestar, artralgias, mialgias o síntomas gastrointestinales leves, entre otros.

Otra forma, esta grave, pero sin secuelas (alrededor del 5 % de los casos), en la que la persona enferma puede estar en una situación clínica compleja, incluso crítica, normalmente con fiebre alta e importante afectación del estado general, rigidez de nuca —con un posible cuadro neurológico de meningoencefalitis aséptica—, dolores de cabeza y espalda.

Por último, aproximadamente el 1-2 % va a desarrollar una enfermedad paralítica. Esta forma se comporta clínicamente de manera parecida a la forma grave, pudiéndose añadir mialgias intensas, fasciculaciones, espasmos musculares y, finalmente, parálisis.

La parálisis puede afectar tanto a las extremidades inferiores como a las superiores y puede generar desde una pequeña discapacidad permanente, pero que no va a impedir al paciente hacer una vida prácticamente normal, hasta una gran discapacidad de por vida muy invalidante.

La distribución corporal de la parálisis puede ser muy variada, pudiendo ser simétrica o asimétrica, unilateral o bilateral, de extremidades superiores o inferiores, siempre dependiendo del nivel anatómico de la afectación que el virus haya producido en la médula espinal.

En los casos en los que la afectación sea muy alta —por ejemplo, que el poliovirus llegue a los núcleos motores del bulbo raquídeo, en la base del cráneo—, pueden presentarse problemas respiratorios graves, incluso la muerte por insuficiencia respiratoria aguda.

La tasa de mortalidad de la polio aguda está alrededor del 5-10 %, habitualmente por fallo respiratorio.

Tras la enfermedad aguda, la parálisis suele mejorar parcialmente gracias a un mecanismo de reinervación del propio sistema nervioso, quedando, sin embargo, alguna secuela permanente.

POLIO, POLÍTICA Y CONFLICTOS

La polio paralítica fue una de las principales causas de morbilidad y mortalidad mundial durante la primera mitad del siglo pasado.

En 1952, antes de la introducción de la primera vacuna, se registraron más de veinte mil casos en los EE. UU., con la correspondiente alarma social por el hecho de afectar a la población infantil sin distinción de clase social, etnia, sexo, etc. Como decíamos, incluso en las familias adineradas o de clase alta se podía contraer la enfermedad sin posibilidad alguna de evitarla.

Durante este tiempo, en nuestro país, hubo una disputa entre los partidarios de la vacuna inyectable del Dr. Salk —disponible en España desde 1957— y los defensores de la vacuna oral del Dr. Sabin —disponible en España desde 1963—.

Esta «batalla», en España, no solo se centró en aspectos científicos, sino en elementos ideológicos y en luchas por el poder en las estructuras político-ideológico-sanitarias de la época (Casas 2017).

El Gobierno franquista no aplicó las medidas de prevención y vacunación que se estaban desarrollando en otros países ni facilitó la atención sanitaria y social a los enfermos y sus familias. Más bien, lo contrario, negó la existencia de la enfermedad.

Los medios oficiales del franquismo negaban la gravedad de la situación. Posteriormente, en 1962, cuando apareció la vacuna oral de Sabin la campaña de vacunación masiva todavía se retrasó un año más por las encarnizadas luchas internas entre una debilitada Falange y los militares católicos del Ministerio de Gobernación (Casas R. *El franquisme com a patologia Pòlio, crònica d'una negligència, d'Armengou i Belis*, 2017; pág. 75).

Por todo ello, se perdieron ocho valiosísimos años, durante los cuales se produjeron miles de contagios evitables de haberse iniciado la vacunación a tiempo.

De ahí que los afectados de cualquier síntoma tardío de la polio se consideren víctimas del franquismo.

Los medios de comunicación, controlados desde el Gobierno franquista, funcionaron no solo para transmitir a la población que la vacunación era innecesaria, sino también poco segura.

Un ejemplo de ello fue la publicidad manipulada y malintencionada del incidente Cutter. El incidente Cutter fue un evento significativo en la historia de la vacunación contra la poliomielitis. En abril de 1955, poco después de que se anunciara la primera vacuna efectiva contra la polio, algunos lotes producidos por los Laboratorios Cutter (en EE. UU.) resultaron defectuosos. Estos lotes contenían virus vivos de la polio, en lugar de virus inactivados (muertos), lo que provocó la presentación de multitud de infecciones por polio, unos doscientos niños contrajeran la enfermedad paralítica y varios fallecieron.

Las licencias para la importación de vacunas se interrumpieron para reanudarse dos años después, en octubre de 1957, y la prensa española presentó a la vacuna inyectable como ineficaz en los brotes epidémicos y, sobre todo, para informar con amplitud y detalle de otras vacunas en fase de ensayo, lo que transmitía la idea de que la inmunización frente a la polio distaba mucho de haberse alcanzado.

Mientras tanto, los casos de polio se ocultaban. Cuantos más casos había, más opacidad y negacionismo del Gobierno. La España de aquellos días no podía aceptar que estaba afectada por una grave pandemia, mientras una gran parte de la sociedad vivía de espaldas a la realidad.

La reciente aprobación en el Congreso de los Diputados español de la Ley de Memoria Democrática permite un reconocimiento claro, aunque sea más moral que efectivo, pero, en definitiva, un reconocimiento público, hacia las víctimas de estas enfermedades —polio, secuelas y SPP—, que se recoge en la redacción de la ley.

Sin entrar en consideraciones ideológicas ni históricas, la Ley de Memoria Democrática busca reconocer y reparar a las víctimas de la dictadura franquista y promover la recuperación de la memoria histórica en España (Ley 20/2022, de 19 de octubre. BOE 252 de 20/12/2022).

En la actualidad (finales del 2024), esta ley está en su fase de desarrollo parlamentario.

El día 29 de julio del 2024 nos conmovía la noticia emitida por Europa Press según la cual el ministerio de Gaza, controlado por Hamás, declaraba la Franja de Gaza como zona endémica de polio. Tengamos en cuenta que este territorio palestino estaba libre de polio desde hacía más de veinticinco años. Fueron *las consecuencias de la guerra, la privación de agua potable, la destrucción de infraestructuras de alcantarillado, la acumulación de miles de toneladas de basura, la falta de seguridad alimentaria y la acumulación de población en lugares de desplazamiento forzado.*

En una enfermedad de transmisión oral-fecal, como es el caso, estas condiciones suelen ser idóneas para la rápida progresión del virus.

Para dar la máxima veracidad a esta noticia es preciso tener en cuenta que unos días antes, el 21 de julio, las Fuerzas Armadas israelíes ya informaron que habían puesto en marcha una campaña de vacunación general de sus efectivos tras detectar un brote de polio en la población palestina.

Pocos días después de la noticia de Europa Press, en www.eldiario.es se informaba del primer contagio de polio, que se registraba en Gaza en veinticinco años, que paralizó una pierna de un bebé de diez meses.

La noticia de la reaparición de la pandemia por polio en Palestina, como consecuencia de los daños, directos e indirectos, que ocasiona la guerra con Israel, debe hacernos pensar en la fragilidad en que se encuentra la erradicación de la polio en un planeta lleno de conflictos y hostilidades.

Hoy en día, no podemos afirmar, como lo hacemos a veces, que la polio está prácticamente erradicada porque no se corresponde con la realidad. Se estima que, actualmente, hay cerca de sesenta conflictos armados activos en el mundo. En cualquiera de estos paises, ¿a quién se le puede ocurrir que vacunar a un niño sea una prioridad, cuando la única prioridad es llegar con vida al final de cada día? Además, existen cerca de doce millones de niños en el mundo, repartidos por diversas regiones, a los que no se puede llegar de ninguna manera para darles soporte sanitario, principalmente vacunas. Niños a los que se les conoce como dosis *zero*.

Hay que destacar que Pakistán —país que, junto con Afganistán, todavía tiene polio activa por el virus salvaje— ha visto incrementar el número de niños afectados en los últimos meses.

Fuentes cercanas al Gobierno pakistaní (Ayesha.r.farooq@gmail.com) han informado recientemente (octubre del 2024) que el actual aumento del virus comenzó en la segunda mitad del 2023 tras la reintroducción de un grupo de virus que circulaba a través de la frontera con Afganistán.La frecuencia de los aislamientos ambientales siguió aumentando, reinfectando los tres reservorios centrales tradicionales de Karachi, el bloque de Quetta y Peshawar-Khyber, que sirven como «motores de transmisión», que albergan, multiplican y exportan eficientemente el virus al resto de Pakistán. A partir de ahí la intensidad de la circulación ha seguido aumentando con un aumento drástico en el 2024.

¿Qué ocurrió en los últimos dos años para estar al borde de interrumpir la polio en Pakistán hasta llegar a la situación actual? Por supuesto, hay varias razones.

Cuando hubo largos períodos en los que no se detectaron casos del virus en otras zonas, el programa del país trasladó su atención a la única zona endémica del sur de Jaiber Pastunjuá para erradicar el virus de forma agresiva. El cambio fue bienintencionado, pero en otras zonas se subestimó la peligrosidad del virus. En medio de la persistente baja inmunización sistemática en muchas zonas, en lugar de responder al riesgo, el programa optó por responder al virus.

En las zonas libres del virus también se instaló una lamentable complacencia, que dio lugar a una deficiente supervisión de los programas, una mala gestión del rendimiento y una mala rendición de cuentas. La falta de una supervisión adecuada de los trabajadores de primera línea y unos esfuerzos poco entusiastas de participación comunitaria cieron lugar a una calidad de campaña inconsistente, niños no vacunados, vacunas falsas y una presentación de datos inexacta.

Las persistentes negativas a vacunarse, alimentadas por conceptos erróneos y la resistencia de la comunidad, especialmente en zonas de alto riesgo, como el sur de Jaiber Pastunjuá y Baluchistán, los boicots comunitarios, la falta de acceso debido a la inseguridad y las tasas de inmunización sistemática extremadamente bajas dejaron a demasiados niños sin la inmunidad suficiente para combatir una infección de polio.

Sirvan estas breves reflexiones anteriores para tomar conciencia de la realidad y del riesgo de una nueva epidemia generalizada de polio —principalmente en los países menos desarrollados o con conflictos armados— y de la imperiosa necesidad de continuar vacunando a los niños de todos los rincones del mundo.

A pesar de que la polio está erradicada en España desde hace treinta y cinco años, el Ministerio de Sanidad español ha publicado recientemente (julio del 2024) el «Plan de acción en España para la erradicación de la poliomielitis 2024-2028».

POSTPOLIO

CONOCIMIENTO Y RECONOCIMIENTO

El SPP es una enfermedad con una problemática económica, humana, social y sanitaria evidentes desde hace ya más de un siglo.

Sin embargo, el trayecto recorrido hasta ser reconocida al mismo nivel que otras enfermedades no ha sido ni fácil ni rápido.

Como sus nombres indican, la polio y el SPP están semánticamente vinculados entre sí. Pero el vínculo existente no es únicamente semántico, sino que indica causalidad.

No es posible padecer un SPP sin, previamente, haber padecido una de las formas clínicas de la polio, concretamente la forma paralítica. Lo mismo ocurre, obviamente, con las secuelas de la polio.

Es importante conocer que la polio es una enfermedad infecciosa vírica, mientras que en el SPP no hay hallazgo evidente de ningún virus activo en el momento de su diagnóstico.

Una de las diferencias más evidentes entre las dos enfermedades, simplificando mucho, es que la polio se contagia y el SPP no.

En la Fig. 6, se describen las principales diferencias entre la polio y el SPP.

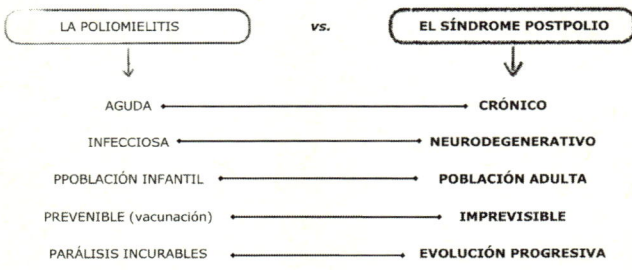

Fig. 6

Otra diferencia muy notable, entre las dos enfermedades, es el distinto trato recibido por parte de la sociedad y de la comunidad científica. Frente a la gran sensibilidad que ha mostrado el mundo hacia la polio y su erradicación, el SPP genera muy poco interés, obviando que tanto la polio como el SPP afectan a los mismos individuos.

A diferencia de la polio, de la que sabemos muchas cosas, hay que considerar al SPP como una realidad clínica aún poco conocida, controvertida, poco prevalente, que genera una cierta confusión, con un gran sufrimiento personal y familiar en quienes la padecen, para la cual es necesario el mayor compromiso social y sanitario posible, que permita darle una mayor visibilidad, así como promover su mejor conocimiento en los ámbitos sanitarios nacionales e internacionales correspondientes.

El SPP todavía hoy es motivo de una cierta controversia sobre su propia naturaleza.

Algunos expertos opinan que el llamado SPP no debe ser considerado como una enfermedad desde una visión puramente nosológica. La nosología se encarga de clasificar y describir las enfermedades de forma sistemática.

Además, una enfermedad que afecta más a las personas a partir de la quinta o sexta décadas de sus vidas conlleva que pueda ser difícil distinguir algunos síntomas propios del SPP de aquellos que son propios de una evolución cronológica natural (envejecimiento).

Algunos neurólogos prefieren considerar al SPP más como una consecuencia que como una enfermedad propiamente dicha, entendiendo que la enfermedad es la polio y que, en cambio, el SPP es la consecuencia de la anterior y no una entidad nosológica propia.

Este posicionamiento contrasta con una realidad fácil de comprobar. La OMS reconoció, en el 2010, al SPP como una enfermedad específica, otorgándole el código G34 en la codificación internacional de enfermedades.

No es menos cierto que se tardaron 135 años desde la primera comunicación científica que hablaba de un síndrome neurológico desconocido hasta entonces, aparecido en pacientes adultos que habían padecido polio en su infancia (Raymond en 1875), hasta llegar al reconocimiento de la OMS, en el 2010.

Posiblemente, la «reciente aparición oficial», en el 2010, de esta «nueva» realidad clínica es otra de las razones del escaso conocimiento que hay en nuestro país.

En definitiva, es evidente la dificultad que ha tenido el SPP en ser reconocido por la comunidad internacional.

La prevalencia del SPP aumenta a medida que las personas que sobrevivieron a la polio van envejeciendo (Khan 2022).

Actualmente, la mayor parte de afectados por el SPP que llegan a las consultas de las unidades de neurología son personas de edad avanzada con otros problemas añadidos y, a veces, con graves dificultades funcionales motoras. Siempre genera dudas la posible incidencia de un factor colateral —diabetes, ictus, otras neuropatías, etc.— que haga progresar más rápidamente el «envejecimiento» de las neuronas que sobrevivieron y que no se vieron afectadas directamente por el virus.

En la Fig. 7, se muestra tanto el largo período que ha debido de transcurrir hasta el reconocimiento del SPP como su «otra» dura realidad: la escasa incidencia en la vida profesional y académica de los profesionales sanitarios.

Aún hoy, la comunidad científica internacional no tiene opiniones coincidentes sobre aspectos etiológicos, fisiopatológicos o clínicos del SPP.

En el último tercio del siglo xix, M. Raymond (1875) describió la aparición de atrofia y debilidad muscular en tres pacientes supervivientes de una poliomielitis en la infancia (Esteban 2013).

Poco después, el prestigioso neurólogo francés Jean-Martin Charcot, cuyo apellido da nombre a diversas entidades clínicas, desarrolló la teoría de que las neuronas de aquellos individuos que habían sufrido una polio grave quedaban más sensibles a desarrollar nuevas secuelas años después de la infección inicial.

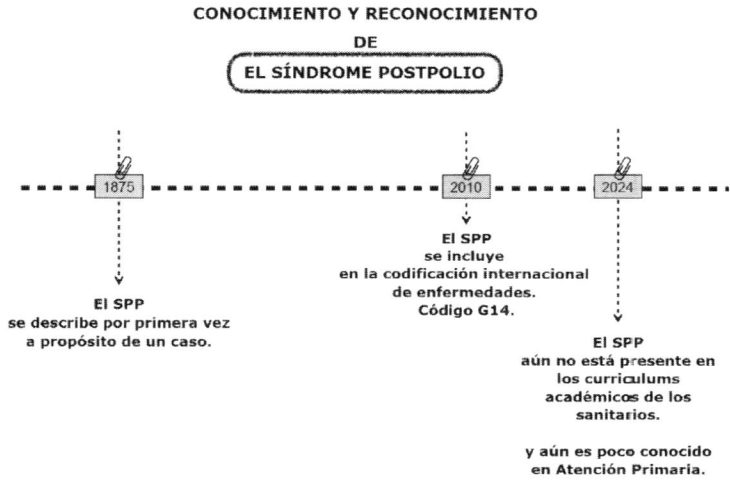

Fig. 7

Hasta aproximadamente un siglo después no se empezó a describir el SPP y sus características más relevantes.

En la década de los ochenta del siglo xx se volvió a sopesar la existencia del SPP a raíz de la descripción realizada de un varón de cincuenta y siete años que presentó, años después de haber padecido un episodio agudo de polio, un incremento de sus dificultades motoras.

En 1984, en la 1.ª Conferencia Internacional de Polio se propuso el concepto SPP, a raíz de haberse detectado, como hemos comentado, una sintomatología incapacitante en pacientes que habían sufrido la polio años atrás. Sin embargo, fue rechazado.

Tres años más tarde, en 1987, se acepta el nombre con el que hoy se conoce a esta enfermedad, pero continúa sin el correspondiente reconocimiento oficial por parte de las instituciones sanitarias internacionales.

El informe de situación sobre el SPP de la Agencia de Evaluación de Tecnologías Sanitarias (Bouza 2019) aporta unos datos relevantes sobre la evolución de los criterios diagnósticos del SPP:

En 1987 Halstead & Rossi retomaron el término con los siguientes criterios diagnósticos:

Historia confirmada de polio.

Recuperación neurológica y funcional parcial o bastante completa después del episodio agudo.

Período de al menos quince años con estabilidad neurológica y funcional.

Dos o más de los siguientes problemas de salud que ocurren después del período estable: fatiga extensa, dolor muscular o articular, nueva debilidad en músculos previamente afectados o no afectados, atrofia muscular nueva, pérdida funcional, intolerancia al frío.

Descarte de otra explicación médica.

En 1991 Halstead modificó estos criterios añadiendo:

Inicio gradual o abrupto de nueva debilidad neurogénica como un criterio necesario para el SPP, con o sin otros síntomas coexistentes.

En 1995 Dalakas definió nuevamente el SPP, con unos criterios muy parecidos a los de Halstead:

Historial de poliomielitis aguda paralítica documentada en la infancia o la adolescencia.

Recuperación parcial de la función motora y estabilidad funcional o recuperación durante al menos quince años.

Atrofia muscular asimétrica residual con debilidad, arreflexia y sensación normal en al menos una extremidad.

Función normal del esfínter.

En el 2001 fue March of Dimes quien dejó establecidos los criterios diagnósticos de esta enfermedad. Se ampliará la información sobre la organización March of Dimes.

Es interesante recordar al Dr. Rafael Esteve de Miguel (1924-2013), prestigioso traumatólogo que intervino personalmente a muchas personas afectas de secuelas de la polio, quien en su discurso de la sesión inaugural del curso 2003 de la Real Academia de Medicina de Cataluña, en uno de los párrafos de su discurso, comentó:

«A pesar de las aportaciones recientes a la bibliografía en los últimos años, continúan existiendo controversias sobre la misma existencia del SPP y su naturaleza».

Además, como también se comenta en las páginas iniciales de este libro, había que añadir algunas dudas terminológicas iniciales al confundir el concepto «efectos tardíos de la polio» con el concepto «síndrome postpoliomielítico», siendo el primero un concepto más amplio, que incluye cualquier problema mecánico derivado directamente de una polio aguda, mientras que el segundo se relaciona con una *nueva* afectación de la función neuromuscular sobrevenida años después del episodio inicial de polio.

En el 2004, veinte representantes del Parlamento Europeo se reunieron en Bruselas con personas afectadas de postpolio que buscaban reconocimiento tanto de los profesionales sanitarios como de los representantes políticos (Bosch 2004).

Fue allí y entonces cuando se creó la Unión Europea contra la Polio (UEP), con el objetivo de obtener financiación y dar visibilidad a esta enfermedad y sus secuelas.

En el 2010 llegó, definitivamente, la aceptación internacional del SPP con el reconocimiento explícito de la Organización Mundial de la Salud.

INTERÉS PROFESIONAL Y SOCIAL

La necesidad o idoneidad de este libro se fundamenta en el escaso conocimiento sanitario del SPP, concretamente en España. Intuimos que igual o similar que en la mayoría de los países occidentales.

El interés profesional es muy limitado. Lo era hace unos años y lo es todavía hoy.

En EE. UU., entre los años 1995 y 2000, se observó un aumento evidente de artículos científicos en relación con esta entidad al mismo tiempo que se detectó también un pico en el número de personas asistidas en las unidades clínicas dedicadas al estudio y tratamiento de esta patología (Halstead 2011, Sainz 2019).

Sin embargo, en España, desde 1987 hasta 2004, solo llegaron a publicarse nueve artículos científicos sobre el SPP o relacionados con él, ya que este no era objeto de atención en unos momentos en los que todo se dirigía a la erradicación del virus de la polio (Rodríguez 2011).

La revisión de la bibliografía sobre el SPP en España —o en español, en revistas internacionales— durante las últimas cuatro décadas también permite confirmar un número reducido de investigadores y de publicaciones científicas sobre el SPP.

En España, destacan las publicaciones del grupo de Rehabilitación del Institut Guttmann en Barcelona (Dr. Portell y equipo). Aun así, estamos hablando de siete publicaciones en el período 2008-2019.

En dicho centro, se puso en marcha un programa de atención a las personas afectas de secuelas mecánicas ce la polio y SPP (Portell 2008) en colaboración con el CatSalut —entidad financiadora del sistema de salud público en Cataluña— para facilitar y dar soporte a la atención de pacientes afectados por estas enfermedades.

Era un programa basado en un tratamiento integral entre diversos especialistas —rehabilitadores, fisioterapeutas, terapeutas ocupacionales y psicólogos—. Lamentablemente, el programa duró poco tiempo, como nos explica el propio Dr. Enric Portell en su entrevista, dadas las restricciones financieras no solo en el servicio público de salud catalán, sino en todo el mundo occidental —todos recordamos la fatal crisis financiera internacional del año 2008—.

Las publicaciones que han servido de base para este libro están mayoritariamente enfocadas al SPP, aunque lo hacen desde ópticas distintas y están referenciadas en la bibliografía del libro.

Diversos autores analizan y evalúan temas como la fisio-patología, la etiología, el diagnóstico, la sintomatología, el tratamiento médico, la rehabilitación, la podología o la fisio-terapia, entre otros.

Asimismo, también se han identificado publicaciones que aportan reflexiones interesantes en relación con otros conceptos bien distintos: la discapacidad, los movimientos asociativos, el empoderamiento de los pacientes (paciente experto), la perspectiva de género, las enfermedades raras o las repercusiones en la calidad de vida. Todos ellos conceptos relacionables con el SPP, en algún momento u otro de la evolución de la enfermedad, también referenciados en el listado de la bibliografía.

Pero, en definitiva, son pocos autores, pocas publicaciones y nula investigación básica sobre el tema, sobre todo en comparación con otras enfermedades más prevalentes.

En el artículo de Maturana (2005) *«Nuevos síntomas en pacientes con secuelas de poliomielitis. Síndrome postpolio»,* se confirma que entre las publicaciones españolas hasta aquella fecha no se había encontrado ningún estudio descriptivo referente a personas con secuelas de polio.

Podemos insistir en que, en las últimas cuatro décadas y hasta nuestros días, con algunas excepciones, el interés y la presencia de autores españoles que publiquen sobre el SPP en la bibliografía de nuestro país es, más bien, escasa.

La bibliografía encontrada en lengua inglesa, a nivel internacional, obviamente, es más extensa y alguna cita de ella también queda referenciada en este libro, si bien se constata la autocrítica de la mayoría de los autores sobre el escaso interés en la enfermedad y la imperiosa necesidad de investigar sobre ella.

Nuestra impresión es que son pocos los profesionales de la salud en nuestro país que conocen y dan al SPP la importancia que merece, incluso, como decíamos, algunos neurólogos ponen en cuestión que el SPP sea una entidad nosológica propia, sin que nieguen la existencia de unos síntomas que atribuyen a las «consecuencias» de haber padecido la polio.

Son muchos los profesionales que, todavía hoy, manifiestan un cierto desconcierto e incomodidad ante preguntas referentes a esta enfermedad.

Parece que treinta y cinco años sin polio en España han significado no solo el olvido de la enfermedad, sino, también, de sus secuelas a largo plazo (entre ellas el SPP) por parte de los profesionales de la salud de nuestro país.

El libro titulado *Enfermedades raras. Contribuciones a la investigación social y biomédica*, coordinado por Coca JR (2019), consta de cuatro capítulos, el último de los cuales trata del SPP. Se basa en una investigación que pretende dar a conocer en qué modo se relacionan las personas afectadas por el SPP con los profesionales de la salud y qué valoración hacen de la asistencia sanitaria recibida. El estudio concluye que la respuesta sanitaria no es percibida como adecuada por parte de las personas afectadas y piden protocolos específicos sobre esta enfermedad a nivel de la atención primaria.

En los párrafos anteriores, se ha comentado la poca investigación y el escaso interés del SPP por parte de los profesionales sanitarios españoles.

Este desconocimiento se extiende al conjunto de la sociedad, incluidas las Administraciones públicas. Probablemente esto también es extrapolable a numerosos países del mundo.

No existe una suficiente conciencia social sobre la existencia del SPP en España y ello se comprueba por la escasez de piezas de prensa que abordan este tema y que pone en evidencia la falta de sensibilidad e información al respecto.

En el artículo «*Una enfermedad lejana: la información sobre poliomielitis y síndrome postpolio en la prensa hispanolusa, 1995-2009*» (Rodríguez 2015), se analiza la repercusión en prensa del SPP y se constata la escasa incidencia de esta enfermedad en la prensa de nuestro país.

Solo diez artículos en quince años revelan que este problema no formaba parte de la agenda de los periódicos y que, cuando lo hacía, era por la presión de los movimientos sociales de las personas afectadas.

Fue en el año 2000 cuando, por primera vez, el periódico español de ámbito nacional *El País* publicó un artículo hablando de la existencia del SPP. Lo firmaba la periodista Gabriela Cañas, que lo tituló «*El síndrome postpolio, la venganza de un virus que el mundo se dispone a erradicar*».

Hoy en día seguimos con la misma falta de interés de los medios hacia las secuelas de la polio. Cada año, hay que esperar al día 24 de octubre, Día Mundial contra la Polio, para encontrar alguna nota periodística, habitualmente poco relevante.

Los responsables políticos y las autoridades sanitarias no parecen estar dispuestos a abordar un problema minoritario que probablemente pueden considerar temporal y que desaparecerá espontáneamente en poco tiempo.

Cuando nos preguntamos si el SPP desaparecerá o aumentará en los próximos años, hay que recordar que no debemos referirnos solo al SPP, sino también a las secuelas mecánicas de la polio.

En nuestra opinión, ambas situaciones clínicas van a estar presentes en las consultas de los sanitarios durante muchos años, en cualquier parte del mundo.

En el año 2021, en una correspondencia dirigida a la prestigiosa revista médica *Lancet* con el título «*Polio eradication cannot be the only goal*», su autora, la antropóloga británica Nora Ellen Groce, escribía que la erradicación de la polio, siendo fundamental, no es el único objetivo por alcanzar, si pensamos que unos veinte millones de personas en el mundo siguen sufriendo las secuelas de haber padecido la polio. Desde el año 2021 hasta hoy deben de ser ya algunas más.

Creer que el SPP y las secuelas de la polio van a desaparecer en los próximos años del mundo y que no hay que tenerlos muy en cuenta puede ser un importante error de cálculo.

Hay que pensar, además, en un factor importante que podría aumentar la prevalencia de esta enfermedad en algunos países occidentales: la inmigración de individuos extranjeros acompañados de sus familias procedentes de países en los que la polio ha sido erradicada hace pocos años o, incluso, de algunos que hoy siguen activos, ya sea en Afganistán, en Pakistán, en la África Subsahariana, en Madagascar o en Indonesia, entre otros países.

Es manifiesta la escasez de recursos que las Administraciones ponen a disposición del diagnóstico, del tratamiento y del seguimiento del SPP.

La impresión subjetiva es que los recursos que debieran destinarse al SPP son percibidos, por quienes nos administran, más como un gasto que como una inversión, sin tener en cuenta que la investigación, la innovación y el respeto a los derechos humanos —especialmente de las personas más vulnerables— son elementos indivisibles de la modernización de un sistema sanitario y de la sociedad de un país —en este caso España—, que se precia de pertenecer al mundo desarrollado en el cual no debería haber exclusiones por razón o pretexto alguno.

Es importante conocer que el compromiso de un abordaje real del SPP ha ido sufriendo sucesivas dilaciones que han sido interpretadas por las personas afectadas con el triste convencimiento de que era una forma de resolver el problema a través de sus paulatinos decesos, puesto que la erradicación de la polio las convertía en una población que se extinguía (Rodríguez 2012).

No se puede considerar al SPP como una situación clínica estática que no evoluciona. Todo lo contrario; puede cambiar día a día, modificarse, con la aparición de nuevos síntomas o el empeoramiento de los existentes, lo cual debería comprometer a todos los estamentos implicados a afrontar el problema de cara y a proponer soluciones a los diversos problemas dinámicos que se suscitan (Bouza 2005).

Cuando se comenta la poca repercusión, tanto profesional como social del SPP, hay que saber que estamos frente a lo que se denomina una enfermedad de las denominadas raras o poco prevalentes.

Esta realidad puede justificar el escaso interés por ella.

Enfermedad rara es aquella cuya prevalencia es inferior a cinco casos por cada diez mil personas en la Comunidad Europea (Posada 2008), que es el supuesto aplicable para España.

El interés por las enfermedades raras es un fenómeno relativamente nuevo en la mayor parte de la Comunidad Europea, quizá centrada más en olvidarse de cada una de ellas que en encontrar soluciones efectivas para sus comunes denominadores, aunque estos sean limitados.

Las primeras referencias bibliográficas del concepto de enfermedades raras no aparecen hasta mediados del siglo pasado, siendo en su mayoría de autores europeos (Izquierdo 2003).

Por lo general, la investigación no solo es escasa, sino que también está muy dispersa en equipos de investigación no siempre bien coordinados (Posada 2008).

En EE. UU. se definían como las enfermedades que carecen de un tratamiento eficaz, para las que no está disponible ningún medicamento para su prevención o tratamiento (Izquierdo 2003).

¿Podemos considerar el SPP una enfermedad rara en España?

Respecto a la prevalencia del SPP en España, solamente disponemos de estimaciones. Algunas, sustentadas en los informes técnicos de la Agencia de Evaluación de Tecnologías Sanitarias (Bouza 2002 y 2019), en donde se cifra el número de personas afectadas del SPP en una horquilla entre 10 662 y 36 253 pacientes, sin existir un registro específico de afectados por la polio o sus secuelas, incluido el SPP, *algo continuamente reclamado por las asociaciones de polio y postpolio* (Rodríguez 2019).

Una simple media aritmética entre las dos cifras anteriores nos sitúa en una cifra de 21 457 personas en España con SPP.

Si contamos que hay 21 457 personas afectadas por el síndrome postpolio en España, para una población, según el INE (2022), de un total de 47 615 034 habitantes, la tasa de prevalencia sería de 4.50.

Esto significa que habría 4.50 casos por cada 10 000 habitantes en España, lo cual nos permitiría considerar al SPP como una enfermedad rara.

En cambio, para la parte alta de la horquilla, es decir, para una estimación total de 36 253 casos de SPP en España, haciendo el mismo cálculo anterior, la prevalencia sería de 7.61 casos por cada 10 000 habitantes. En este último supuesto, el SPP en España no debería ser considerado como una enfermedad rara, sino «solo» poco prevalente.

En consecuencia, para poder definir el SPP como una enfermedad rara (o no), necesitaríamos conocer la prevalencia real, no la aproximada, de esta enfermedad, dato que desconocemos con exactitud ni siquiera aproximadamente.

Hasta aquí, nos hemos limitado a valorar someramente algunos datos cuantitativos, a los que les damos una importancia relativa.

Si existieran y se tuvieran en cuenta criterios cualitativos de una enfermedad rara, veríamos que en el SPP no se dan ni los criterios diagnósticos, ni los pronósticos, ni la evolución, ni la edad de presentación, ni la tasa de mortalidad, ni las deficiencias motoras, sensoriales y cognitivas habitualmente presentes en las enfermedades raras. Estas últimas, por lo general, suelen ser enfermedades genéticas y comportan una evolución crónica muy grave (Izquierdo 2003, Posada 2008).

En consecuencia, el concepto de enfermedad rara va asociado, en la gran mayoría de estas enfermedades, a la infancia y a un alto impacto en la mortalidad.

Esto no ocurre en el SPP. Todo lo contrario; es una enfermedad que aparece preferentemente en personas a partir de la quinta o sexta década de la vida y que no tiene una implicación directa en la mortalidad de quienes la padecen.

Catalogar el SPP como una enfermedad rara puede tener, además, una repercusión negativa en la vivencia de las personas afectadas por este síndrome. Ellas, en la medida en que fueron víctimas de una enfermedad infecciosa evitable, con un número de casos a nivel mundial muy significativo —350 000 casos anuales en 1988, según la OMS—, defienden que tienen una singularidad que les distingue claramente de la inmensa mayoría de las enfermedades raras cuyo componente genético —y, por tanto, inevitable— está ampliamente demostrado.

Todo lo anterior sugeriría descartar el SPP como una patología comparable a las enfermedades raras convencionales.

ORIGEN Y FACTORES

Para hablar de las causas del SPP es preciso algún comentario sobre las neuronas motoras de la médula espinal, aunque resulte un tema difícil de comprender para las personas que no trabajan o pertenecen al ámbito sanitario.

Las neuronas motoras son las encargadas de controlar los movimientos voluntarios de los músculos. Cuando las neuronas motoras se dañan, dejan de enviar mensajes a los músculos, por lo que estos no pueden funcionar adecuadamente o dejan de hacerlo.

El SPP es la enfermedad de la neurona motora más prevalente en los EE. UU.

En 1987 se informó que 640 000 de los 1.6 millones de supervivientes de la polio presentaban un SPP.

Hay dos grupos de neuronas motoras, las superiores y las inferiores. Los síntomas que se presentan en el SPP son la consecuencia del daño producido por el virus sobre las neuronas motoras inferiores de la médula espinal (García Gálvez 2011).

El primer grupo se extiende desde el cerebro hasta la médula espinal y los músculos de todo el cuerpo. Se denominan neuronas motoras superiores.

El segundo grupo se extiende desde la médula espinal hasta los músculos de todo el cuerpo. Se denominan neuronas motoras inferiores.

Es necesario diferenciar bien la primera de la segunda neurona.

En cuanto a la primera neurona motora —su cuerpo celular se encuentra en la corteza cerebral—, el Dr. Santiago Ramón y Cajal ya apuntó hace más de un siglo que el sistema nervioso central no regenera. Por tanto, no existe «reinervación» en las redes neuronales centrales.

Por su parte, la segunda motoneurona —que es la implicada en el SPP—, con su cuerpo neuronal y su axón motor (Fig. 8), es el «vehículo» final de una compleja red motora del sistema nervioso con un destino «predeterminado». Desde el inicio de su actividad en el feto, tiene asignado un «territorio muscular» de inervación. Si se lesiona, intenta crecer espontáneamente hacia su destino. Así se genera la reinervación. Si el axón equivoca su destino o no llega al músculo aparece la parálisis. Si se equivoca de fibras y territorio sucede la reinervación aberrante, como sucede tras una lesión axonal del nervio facial, por ejemplo.

La Fig. 8 muestra una imagen tipo de una neurona motora.

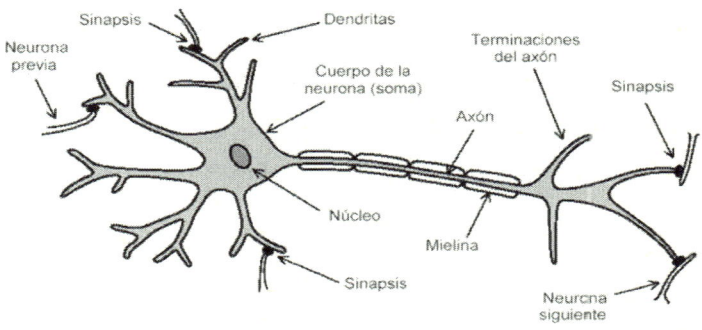

Fig. 8

Todas las lesiones nerviosas periféricas tienden a la regeneración nerviosa, lo que se atribuye a sus características específicas de mielinización y a una memoria genética de su destino.

La médula espinal es una larga y frágil estructura tubular que comienza en el cerebro y continúa hasta casi llegar al final de la columna vertebral. Está constituida por conducciones nerviosas que transportan los mensajes entrantes y salientes desde el cerebro hasta el resto del organismo.

La médula espinal, al igual que el cerebro, está recubierta por tres capas de tejido, las meninges. Tanto la médula espinal como las meninges están contenidas en el interior del conducto raquídeo, o canal medular, que discurre por el centro de la columna vertebral.

Así como el cráneo protege el encéfalo, las vértebras protegen la médula espinal.

El origen, la etiología del SPP, no se conoce con absoluta certeza, si bien se barajan distintas hipótesis que tienen un alto grado de consenso. Concretamente, hay dos teorías que prevalecen.

La primera atribuye el origen del SPP a que hay una sobrecarga de las neuronas motoras que se hicieron cargo de suplir a las que habían sido destruidas por la infección poliomielítica.

Para compensar el daño inicial sufrido por las neuronas durante la polio infantil, las neuronas supervivientes desarrollaron nuevas terminales nerviosas, lo que dio como resultado un agrandamiento de las unidades motoras.

Esta teoría propone que la integridad de estas neuronas se ve comprometida después de muchos años de uso por el estrés metabólico persistente, lo que eventualmente acaba en un desgaste de la unidad motora, normalmente cuando la persona tiene ya una edad avanzada.

Por tanto, la primera hipótesis causal para el SPP es el exceso de estrés metabólico en las neuronas que han sobrevivido a la infección, posiblemente debido al mayor trabajo compensatorio que han tenido que efectuar para mantener al máximo posible la función muscular durante años. Esto se traduce en la pérdida progresiva de unidades motoras (Bouza 2019).

Las terminaciones de estas neuronas acabarían degenerando, por lo que aparecerían los síntomas propios del SPP vinculados a una disminución o una pérdida de la función muscular.

La segunda teoría es la que hace referencia a la presencia de ciertos marcadores sugestivos de inflamación que se han encontrado en la médula espinal y en el músculo de personas con SPP y más recientemente en el suero de estos pacientes, donde dichos marcadores inflamatorios se correlacionaron con el dolor. Se han encontrado, también, biomarcadores proteicos inflamatorios en el líquido cefalorraquídeo —que normalmente no deben estar— relacionados con la neurodegeneración, lo que apoyaría la teoría de un proceso inflamatorio crónico subyacente.

El estrés metabólico y la inflamación crónica serían las principales causas del SPP.

Para las personas no sanitarias, es conveniente comentar que el líquido cefalorraquídeo (LCR) es una sustancia presente en el sistema nervioso, tanto a nivel del cerebro como de la médula espinal, que realiza diversas funciones como la protección, el mantenimiento de la presión intracraneal y el estado de salud del sistema nervioso.

El acceso al LCR es factible y se hace mediante una punción directa a la médula a través de dos vértebras (punción lumbar). Es una prueba sencilla, rápida, poco molesta, de uso habitual en la práctica clínica y, normalmente, sin efectos secundarios destacables. Ello nos permite visualizar el aspecto del LCR, así como determinar, analíticamente, su composición.

Otras teorías, menos consensuadas que las dos anteriores, sugieren una evidencia contradictoria de que el SPP podría ser una parte de una respuesta autoinmune. Publicaciones recientes no apoyan esta posibilidad (Isabelle Laffont 2024).

También se postuló que las secuencias genómicas de poliovirus y su persistencia tendrían un rol patogénico importante y, aunque varios estudios de autopsias encontraron partículas virales en algunos pacientes, no parece ser suficiente para explicar la causa del SPP.

Cuando nos referimos a las neuronas motoras, y en el contexto de un libro que trata del SPP, parece oportuno hacer algunas consideraciones sobre la ELA (esclerosis lateral amiotrófica).

Ambas enfermedades son trastornos neurodegenerativos caracterizados por la pérdida de neuronas motoras en la médula espinal, el tronco encefálico y la corteza motora. Ambas enfermedades afectan a las mismas neuronas (neuronas motoras) en el mismo territorio anatómico (asta anterior de la médula).

Ambas enfermedades siguen siendo un reto para la comunidad científica y requieren una mejor comprensión de su etiología y de la eficacia del tratamiento.

En los últimos años, diversos estudios han intentado relacionar el SPP y la ELA sin que, hasta la fecha, se haya encontrado ninguna relación entre ambas (Dalakas 1987, Okumura 1995, Punsoni 2023).

La distinción entre SPP y ELA tiene importantes implicaciones pronósticas, ya que la ELA es una enfermedad rápidamente progresiva con una baja tasa de supervivencia, mientras que la SPP se considera un síndrome de progresión lenta, sin compromiso vital directo.

El Dr. Jordi Montero, neurólogo y electromiografista experto con más de cuarenta años de experiencia, nos comenta que, para los neurólogos, la reaparición de síntomas en personas mayores de cincuenta años, con antecedentes de polio en la infancia, significó, hace unos años, una doble e imprevista motivación para ellos. La primera, estar ante la posibilidad de un nuevo brote de polio vinculada a la edad —¿una «nueva» polio en la vida de una persona que ya estuvo afectada?—. La segunda, la posibilidad de estar ante un fenómeno que pudiera asociarse al origen o las causas de la ELA.

Especialmente, en los National Institutes of Health, en Washington, un numeroso grupo de neurólogos encabezados por un médico griego muy reconocido, el Dr. Marinos Dalakas (1948), iniciaron diversas investigaciones dirigidas a conocer la causa de la debilidad y de la atrofia muscular aparecidas en aquellos pacientes que habían padecido polio años atrás.

Pronto se llegó al conocimiento definitivo de la causa de aquellos síntomas. El resultado de las investigaciones les pareció tan sencillo y lógico que los neurólogos perdieron interés en continuar la investigación del tema. No se encontró ninguna evidencia ante la posibilidad de emparejar el SPP con la ELA. El SPP se trataba «simplemente» de una consecuencia neurodegenerativa secundaria a la infección viral por la polio.

La etiopatogenia de la ELA no se conoce completamente. Se ha informado que alrededor del 1 % de los pacientes con antecedentes de poliomielitis paralítica desarrollan ELA como hallazgos coincidentes, sin que exista ninguna demostración causa-efecto entre ambas enfermedades.

La clínica es diferente, principalmente porque en la ELA hay signos de primera motoneurona y la evolución es muy rápida. En cambio, los síntomas bulbares y respiratorios —que también son típicos de afectación de la primera neurona— son excepcionales en el SPP.

El diagnóstico de la ELA se basa en criterios clínicos de exclusión, ya que no existen pruebas y biomarcadores específicos para la confirmación del diagnóstico.

El principio básico del tratamiento, tanto a los pacientes con SPP como a los pacientes con ELA, es principalmente de apoyo y requiere programas de entrenamiento adaptados individualmente y la modificación del estilo de vida.

Sin embargo, debido a las diferencias en la progresión, el manejo en pacientes con ELA es más agresivo e incluye asistencia respiratoria y nutrición suplementaria en etapas tempranas de la enfermedad.

Es importante insistir en que, hoy en día, no se ha demostrado ninguna relación entre el SPP y la ELA a pesar de algunas similitudes entre ambas. Nos lo aclara posteriormente el Dr. Juntas, en su entrevista.

EVALUACIÓN CLÍNICA COMPLETA

Como se ha comentado, el SPP es la consecuencia clínica directa de haber padecido la forma paralítica de la polio y los síntomas se presentan muchos años después de haber sufrido la infección vírica.

Se presenta de manera progresiva e irreversible, aunque es relevante comentar que puede cursar con largos períodos de estabilidad clínica.

Aunque no supone un riesgo vital para quienes lo padecen, el SPP puede conllevar muchas dificultades en las actividades de la vida diaria y un importante empeoramiento de su calidad de vida (Macias 2006).

Normalmente, la persona afecta de SPP presenta un conjunto de síntomas que, en algunos casos, le comportan un alto nivel de discapacidad física, así como una repercusión negativa sobre su salud mental en forma de ansiedad, cuadros depresivos, insomnio, etc.

No todos los síntomas se presentan a la vez ni todas las personas son iguales. Puede haber una variabilidad importante en el modo de presentarse la enfermedad.

En cuanto al cuadro clínico (Sainz 2019, Centurión 2024 y la mayoría de los autores), consideran al SPP como una enfermedad polisintomática caracterizada por los siguientes síntomas subjetivos: dolor (85 %); fatiga (65.5 %); cansancio (57.8 %); síntomas depresivos (31.5 %); intolerancia al frío (20.2 %); dificultad al tragar (11.7 %); problemas cognitivos (9 %); síndrome de piernas inquietas (-).

No hay plena coincidencia, entre los distintos autores, sobre los porcentajes expuestos anteriormente entre paréntesis ni tampoco coincidencia en cuanto a qué síntomas hay que considerar principales para el diagnóstico de un SPP.

Debido a que los síntomas del SPP aparecen en personas con una edad normalmente superior a los cincuenta o sesenta años, hay aspectos clínicos subjetivos como el dolor, la fatiga, el empeoramiento funcional de la marcha, la dificultad para dormir, una mayor intolerancia al frío o la ansiedad, entre otros, que son difíciles de atribuir con certeza al SPP y no a la evolución natural cronológica del individuo o a la coexistencia de otras patologías.

Sí que puede ser evidente la presencia de síntomas o signos objetivos, como un aumento de la fatigabilidad del afectado —que le impide objetivamente hacer los mismos ejercicios que podía hacer poco tiempo atrás—, con pérdida de fuerza, debilidad muscular y una electromiografía sugestiva. Síntomas que son constatables en una exploración física completa repetida varias veces en algunos meses.

Merece un comentario especial el síndrome de piernas inquietas, que puede coincidir y asociarse con el SPP. Es una afección neurológica que provoca una necesidad abrumadora de mover las piernas, acompañada de una sensación desagradable que mejora con el movimiento. Es una sensación incómoda, con malestar, inquietud y hormigueo. Empeora por las noches y al estar acostado o sentado. Hay estudios que comentan una mayor incidencia de síndrome de piernas inquietas en los pacientes con SPP que en la población general.

Es importante insistir en que el SPP, aun considerando que es una situación clínica progresiva, tiene largos períodos de estabilidad clínica y no debe comportar ningún riesgo vital para la persona afectada, siempre que no se produzcan incidencias que empeoren el pronóstico, por ejemplo, un traumatismo accidental.

El diagnóstico del SPP no es sencillo por la poca especificidad de unos síntomas que, insistimos, también se pueden ver, muy parecidos o idénticos, en personas ancianas o con otras patologías.

Es un diagnóstico fundamentalmente clínico y de exclusión de otras enfermedades, principalmente de aquellas que impliquen al sistema musculoesquelético o neurológico.

En la Fig. 9 se insiste en la anamnesis como un elemento esencial para un buen diagnóstico del SPP.

DIAGNÓSTICO
DE

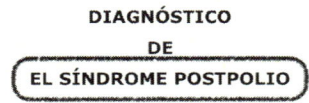

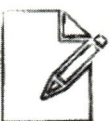

Se realiza a través de la entrevista clínica (anamnesis)

y por exclusión de otras enfermedades que presentan síntomas parecidos.

Fig. 9

Como analiza Bouza, en su revisión del 2019 sobre el SPP, el diagnóstico se basa en la descripción objetiva de diversos síntomas, como la aparición de nueva o mayor debilidad o disminución de la tolerancia al ejercicio.

En cuanto a otros criterios diagnósticos, no existe ninguna prueba analítica, serológica (anticuerpos), microbiológica (cultivos), histológica (biopsia) que permita diferenciar a los pacientes con secuelas de polio sintomáticos de los asintomáticos y establecer un diagnóstico de certeza. Nos faltan marcadores específicos de la enfermedad.

Tampoco existen pruebas de imagen que permitan demostrar la existencia de un SPP. Ni la radiología convencional, ni la tomografía axial computarizada (TAC) ni la resonancia magnética (RM).

Estas pruebas de imagen se solicitan a un paciente en estudio de un posible SPP para descartar otras patologías, pero no para confirmar este diagnóstico.

Debemos considerar únicamente una posibilidad que, aun no siendo siempre concluyente, nos ayuda mucho en el diagnóstico diferencial con otras enfermedades y, en ocasiones, confirmar la presencia de un SPP.

Nos referimos a la electromiografía (EMG) con aguja, en la que se inserta un electrodo directamente en el músculo para registrar su actividad eléctrica.

Otra posibilidad es el estudio de conducción nerviosa, en la que se utilizan electrodos adheridos a la piel para medir la velocidad e intensidad de las señales que se desplazan entre dos puntos.

En concreto, la EMG:

Es la continuación del examen clínico neurológico.

No es una prueba complementaria, sin más. El diagnóstico de SPP o de cualquier afectación neuromuscular se hace, insistimos, desde la anamnesis, el examen clínico, los reflejos, sensibilidades y el resto de los parámetros exploratorios esenciales en la neurología clínica.

Es la única exploración complementaria que, por una parte, nos confirma que el paciente tuvo una poliomielitis y, por otra, nos permite hacer un seguimiento de la evolución de la enfermedad.

Es una técnica de diagnóstico que se utiliza para evaluar la salud de los músculos y de las células nerviosas que los controlan y mide las descargas eléctricas diminutas que se producen en los músculos, pudiendo ser esencial en el diagnóstico de las secuelas de la polio.

Permite evaluar disfunciones nerviosas o musculares, así como problemas en la transmisión de señales de los nervios a los músculos. Es una exploración útil en diversas situaciones clínicas en las cuales permite una correcta orientación diagnóstica. En el caso de las lesiones motoras específicas de tipo infeccioso, como es el caso de la polio, la pérdida de neuronas motoras conduce a la parálisis y a una atrofia característica que permite su identificación por medio de la práctica de una EMG.

Objetiva datos y ayuda a establecer criterios fisiopatológicos a la vez que es útil en el diagnóstico diferencial de las causas de la alteración. Es, además, fundamental una buena técnica de examen. Los estudios neurofisiológicos deben ser realizados por un médico experto.

En el caso del SPP, la EMG nos permite confirmar cambios electromiográficos sugestivos de esta enfermedad, pero no se ha demostrado una correlación entre los mismos y la clínica (síntomas) de los afectados por la enfermedad.

En una serie estudiada en el Institut Guttman (Sainz 2019), el 59 % de los pacientes con diagnóstico de SPP presentaban alguna alteración electromiográfica. En dicho estudio, para determinar si dichas alteraciones eran más frecuentes en aquellos pacientes que tuvieron una afectación motora grave —necesidad del uso del pulmón de acero por insuficiencia respiratoria o tener tres o cuatro extremidades afectadas—, no se encontró una relación estadísticamente significativa.

Sin embargo, hay que comentar que alteraciones de la EMG la pueden tener el 100 % de los pacientes, lo que es difícil es ver si es sugerente de SPP (denervación activa) o de secuelas de polio (denervación crónica o signos neurógenos crónicos).

Sí se encontró significación estadística entre haber referido pérdida de fuerza por parte de los afectados y presentar alteraciones en la EMG, con una relación positiva entre ambos, lo cual avalaría el uso de la EMG a la hora de evaluar estos pacientes.

Para poder considerar la EMG como una prueba que puede hacernos distinguir grupos de pacientes y nos puede orientar en su evolución, se deben realizar estudios prospectivos con valoraciones objetivas de la pérdida de fuerza y de la EMG en diferentes momentos.

Una EMG normal no excluye el diagnóstico de SPP.

La ecografía muscular, que usa ondas sonoras para crear imágenes de los músculos, es una prueba no invasiva que pretende evaluar la gravedad del SPP y controlar su avance, sobre la que se ha publicado algún estudio reciente como el estudio transversal (Mateos-Angulo 2022), en el que se estudiaron un total de veintinueve pacientes postpoliomielitis y participaron veintisiete controles sanos.Es el único estudio que hemos podido encontrar sobre el uso de la ecografía en el diagnóstico o seguimiento de pacientes afectos de polio, secuelas o SPP.

A pesar de las buenas expectativas de esta exploración no invasiva, su uso no está extendido todavía en la práctica clínica.

El SPP no puede ser diagnosticado sin haber descartado, antes, otras enfermedades (5.º criterio de March of Dimes).

La ONG March of Dimes fue fundada en la víspera de la Segunda Guerra Mundial con el nombre National Foundation for Infantile Paralysis y adquirió popularidad instantánea al reflejar la fama contemporánea de su fundador, el presidente norteamericano Franklin D. Roosevelt (1882-1945).

La discapacidad del presidente Roosevelt, a causa de la polio, se tradujo en un programa sistemático para revelar los misterios de esta enfermedad y para asistir a los americanos que la padecían.

Los años de la guerra fueron una época de lucha titánica y los esfuerzos para lanzar March of Dimes contaron con el apoyo de la radio, de Hollywood y del llamado personal a la solidaridad del presidente.

Actualmente, March of Dimes, renombrada como March of Babies, tiene otras finalidades, también benéficas, orientadas a la prevención de enfermedades maternoinfantiles.

Según esta ONG, los criterios diagnósticos del SPP, que en su día fueron aceptados por la comunidad científica internacional y siguen vigentes, son los siguientes:

Polio paralítica previa con evidencia de pérdida de neurona motora, confirmada por la historia de la enfermedad paralítica aguda, con signos de debilidad residual y atrofia de los músculos en el examen neurológico y signos de denervación en la electromiografía (EMG).

Un período de recuperación funcional parcial o completo después de la poliomielitis paralítica aguda, seguido de un intervalo —generalmente de quince años o más— de una función neurológica estable.

Inicio gradual o repentino de una nueva debilidad muscular progresiva y persistente o fatiga muscular anormal (disminución de la resistencia); con o sin fatiga generalizada, atrofia o dolor musculares y articular. El inicio súbito puede seguir a un período de inactividad (trauma o cirugía). Con menos frecuencia, los síntomas atribuidos a SPP incluyen nuevos problemas para respirar o deglutir.

Los nuevos síntomas persisten durante al menos un año.

Exclusión de otros problemas neurológicos, médicos u ortopédicos, como causas de los síntomas.

El listado de enfermedades que pueden tener síntomas o signos comunes con el SPP son muy extensas y diversas, al margen del envejecimiento natural. Entre ellas, enfermedades metabólicas, inflamatorias crónicas, autoinmunes, neoplásicas, infecciones crónicas (COVID persistente), etc. Todas ellas pueden cursar con cansancio, fatiga, trastornos del estado del ánimo, entre otros síntomas coincidentes con un SPP.

Se destacan dos que, por su prevalencia clínica en nuestro entorno, debemos considerar siempre en el diagnóstico diferencial de un paciente con síntomas compatibles con un SPP.

HIPOTIROIDISMO

El hipotiroidismo es un trastorno metabólico de la glándula tiroides consecuencia de la disminución de la producción de hormona tiroidea.

Es muy fácil de diagnosticar con un simple análisis de sangre.

Los síntomas incluyen, fundamentalmente, intolerancia al frío, aumento de peso, trastornos del sueño, fatigabilidad y cansancio, alteraciones del estado de ánimo, disnea de esfuerzo y síntomas neuromusculares (debilidad muscular).

Es una enfermedad crónica, tratable farmacológicamente, pero que, con un adecuado control hormonal, debe permitir al paciente efectuar una vida normal.

FIBROMIALGIA (FM)

Por su parte, la FM, de causa desconocida, cursa también con fatiga intensa, dolor generalizado, debilidad muscular, trastornos del sueño, alteraciones del estado de ánimo, entre otros síntomas coincidentes con el SPP.

No hay un tratamiento efectivo para esta enfermedad, que también, como el SPP, está asociada a muchas controversias científicas.

Emre Latifoglou (2023) ha analizado la coexistencia de la FM con el SPP.

El objetivo del estudio fue investigar la prevalencia de la FM y mostrar su relación con los síntomas, con las secuelas relacionadas con la polio y la calidad de vida (CV) en personas con poliomielitis paralítica previa con y sin SPP.

En este estudio, encontramos que la FM es más común en pacientes que tuvieron polio y luego SPP en comparación con aquellos que tuvieron polio (pero no SPP) y en comparación con la población general.

Se encontraron tasas de coexistencia más altas con la aplicación de criterios basados en síntomas para la FM, lo que sugiere que ambos síndromes comparten síntomas superpuestos.

También encontramos que la presencia y la gravedad de la FM coexistente se asociaron con síntomas de SPP más graves y peor CV en pacientes afectos de SPP.

Estos hallazgos tienen importantes implicaciones clínicas, ya que es importante reconocer la FM coexistente lo más rápido posible para minimizar sus posibles efectos sobre la CV y maximizar el potencial para un manejo exitoso de la FM.

Se necesitan más estudios para evaluar la causalidad de la asociación entre el SPP y la FM, teniendo en cuenta los niveles de actividad física y otros factores y para explorar si el tratamiento farmacológico y no farmacológico de la FM coexistente puede mejorar los resultados de salud de las personas con SPP.

En la Unidad de Enfermedades Neuromusculares del Hospital Universitario Vall d'Hebron, en Barcelona, existen afectados de SPP que dicen haber sufrido la polio en su infancia, pero que no recuerdan que fuera la forma paralítica de la misma, ni tienen ni han tenido ningún tipo de secuela posterior o discapacidad alguna. Por supuesto, a ninguno se le practicó entonces una EMG que permitiría confirmar la supuesta afectación neurológica.

Esta posibilidad, reflejada también en algunas (escasas) publicaciones médicas (Mafla-Ayub KA 2022), podría inducir a pensar que pueda existir un SPP sin haber padecido la forma paralítica de la polio.

Si se corroborase esta hipótesis de manera definitiva, significaría no solamente una modificación del primer criterio diagnóstico de March of Dimes, sino una prevalencia superior a la que se ha venido estimando hasta el día de hoy.

Dicho lo anterior, actualmente creemos que no existe evidencia científica suficiente que nos permita asegurar que un paciente afecto de una polio no paralítica pueda acabar desarrollando un SPP.

Hay que enfatizar que un correcto interrogatorio del paciente, con una anamnesis que no olvide preguntar sobre un posible antecedente personal de polio en la infancia —«¿Tuvo Ud. polio en su niñez?»—, una adecuada exploración física y la práctica de un EMG (electromiograma) permitirán al médico hacer una correcta aproximación al diagnóstico de SPP.

En cuanto al pronóstico del SPP, sabemos que favorecen la aparición de un SPP o empeoran su evolución:

una edad temprana de presentación de la polio infantil;

la gravedad del episodio inicial y la importancia de las secuelas;

la afectación respiratoria, principalmente, es un factor que puede empeorar el curso clínico del SPP;

el sexo femenino (centurión 2024).

Las personas que padecieron una polio leve —con síntomas mínimos— tienen más posibilidades de tener un SPP leve y al contrario.

Asimismo, cuanto mejor y más rápida sea la recuperación física, tras haber sufrido una polio paralítica importante, mayor probabilidad de tener un SPP clínicamente más complejo (Esteban 2013).

La mayor exposición al ejercicio físico intenso, durante los largos años de estabilidad clínica en los que el afectado se encuentra bien y clínicamente estable, también puede acabar con un SPP más grave.

ESTRATEGIAS TERAPÉUTICAS

Al hablar del tratamiento de pacientes con postpolio, no podemos olvidarnos de las secuelas mecánicas de la polio, que, además del SPP, pueden estar presentes en las consultas de rehabilitación y fisioterapia.

No existe un tratamiento definitivo para las secuelas ni tampoco para curar el SPP, ni siquiera para retardar su progresión, más allá de consejos rehabilitadores y del soporte de diversas especialidades sanitarias, que permiten aliviar y mejorar la calidad de vida de estas personas, como muestra la Fig. 10.

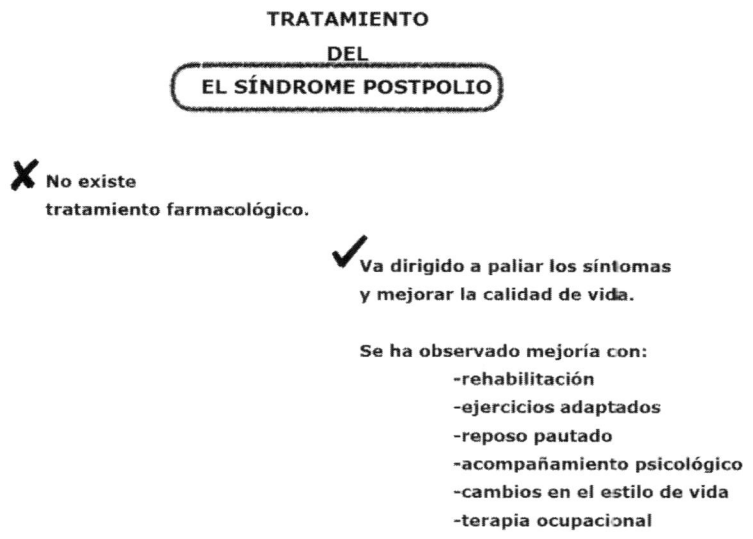

TRATAMIENTO DEL EL SÍNDROME POSTPOLIO

X No existe tratamiento farmacológico.

✓ Va dirigido a paliar los síntomas y mejorar la calidad de vida.

Se ha observado mejoría con:
- rehabilitación
- ejercicios adaptados
- reposo pautado
- acompañamiento psicológico
- cambios en el estilo de vida
- terapia ocupacional

Fig. 10

El tratamiento del SPP implica identificar los signos y síntomas más significativos para el paciente y poder determinar el mejor tratamiento disponible, una vez descartada cualquier otra enfermedad coincidente o alternativa.

El abordaje de esta patología deberá ser, idealmente y en lo posible, multidisciplinar por equipos formados por especialistas en rehabilitación, neurólogos, traumatólogos, ortopedas, fisioterapeutas, terapeutas ocupacionales, psicólogos, trabajadores sociales con el soporte, en algunas ocasiones, de psiquiatras, técnicos ortopédicos y urólogos (Portell 2015). El propio Dr. Portell lo enfatiza en su entrevista.

El tratamiento suele ser sintomático, orientado a mejorar su estado de salud y su calidad de vida, incidiendo principalmente en aspectos de fisioterapia, rehabilitación y apoyo psicológico, aportando siempre al paciente una detallada información sobre su enfermedad y la evolución previsible.

Quienes están afectados por un SPP tienen frecuentemente problemas físico-mecánicos que se pueden beneficiar de ayudas técnicas, cambios o adaptaciones en el domicilio o en el puesto de trabajo, etc. Hay que valorar si está indicado el uso de ortesis o ayudas técnicas para seguir manteniendo una función y no sobrecargar una articulación por sobreúso.

Los cambios en el estilo de vida son importantes para ayudar en el manejo del SPP, donde las personas pueden usar dispositivos de asistencia cuando sea necesario, inscribirse en programas de control de peso, terapia de grupo e intervenciones ocupacionales.

La debilidad muscular y la fatigabilidad son uno de los principales problemas que experimentan los afectados con SPP. El manejo incluye entrenamiento físico para los trastornos neuromusculoesqueléticos, prevención tanto del desuso como del uso excesivo y descanso programado. El ejercicio físico, cuando aparecen los síntomas, debe ser moderado (aeróbico). No se recomienda empezar a hacer ejercicios de potenciación para intentar recuperar esta fuerza que se ha perdido, porque puede ser contraproducente.

Las pruebas funcionales (Barbosa de Lira 2023) pueden detectar el impacto de las secuelas de la polio paralítica en las actividades de la vida diaria, proporcionando así una alternativa de bajo costo para evaluar a los pacientes y verificar la efectividad de los programas de entrenamiento físico o rehabilitación.

La deficiencia motora observada en el SPP implica que los programas de rehabilitación y la prescripción de actividad física deben ser cuidadosamente considerados para el manejo de estas personas.

La eventual afectación de los músculos laríngeos y esofágicos que pueden provocar disfagia y disfonía se pueden tratar con entrenamiento para la deglución y terapia de la voz.

En el caso, poco habitual, de dificultades respiratorias (hipoventilación), se requeriría ventilación asistida junto con entrenamiento de los músculos inspiratorios para aumentar la resistencia.

El reciente estudio de Katja Appelin (2024) es uno de los estudios más grandes que han evaluado los cambios en el rendimiento y la satisfacción con el desempeño de las actividades diarias entre las personas con efectos tardíos de la polio después de la rehabilitación interdisciplinaria. Los resultados de este estudio muestran que la rehabilitación interdisciplinaria puede mejorar el rendimiento autoevaluado y la satisfacción con el desempeño de las actividades diarias entre las personas con efectos tardíos de la polio.

El sentido de coherencia (SOC, por sus siglas en inglés), que comprende la comprensibilidad, la manejabilidad y la significatividad, es importante para el éxito de la adaptación en personas con efectos tardíos de la polio y puede utilizarse como una estimación de la capacidad para hacer frente a los factores estresantes (Nolvi 2022).

Los resultados de este estudio pueden facilitar el desarrollo de intervenciones de rehabilitación que ayuden a las personas con SPP a adaptarse a la situación de una discapacidad de por vida.

Parece que tiene un interés preliminar el estudio de Pereira Motta (2023) en el que se evalúa el uso de tratamientos de modulación neurobiológica mediante transportador asimétrico radioeléctrico (REAC).

Se realizó un estudio abierto con diecisiete pacientes sometidos a cuatro protocolos de neuromodulación: neurooptimización postural (NPO), neuropsicooptimización física (NPPO), optimización neuropsicofísica: cervicobraquial (NPPO-CB) y optimización neuromuscular (NMO).

Teniendo en cuenta los resultados del estudio, se puede inferir que la intervención a través de los tratamientos REAC, NPO, NPPO y NMO demostró efectos positivos en la mejora del índice de fatigabilidad, el rendimiento funcional de la marcha y la fuerza de prensión.

Además, el uso exclusivo del protocolo NPO demostró también ser una buena terapia para mejorar el índice de fatigabilidad y el rendimiento funcional de la marcha.

Los resultados sugieren, asimismo, la necesidad de nuevos estudios con tiempos de intervención más largos, así como la ampliación de la muestra y un diseño diferente (ensayo clínico) para investigar mejor los efectos de las intervenciones.

En la literatura médica reciente, hay alguna publicación sobre el uso de medicinas alternativas. Como ejemplo, un estudio sobre los efectos de la medicina antroposófica (MA) en pacientes con dolor crónico (Ploesser 2023). Los hallazgos de esta revisión sistemática de estudios que evalúan las terapias de la MA en pacientes con problemas de dolor crónico revelaron que hay una escasez de evidencia disponible actualmente, con efectos poco claros de los tratamientos de la MA en la reducción de la intensidad del dolor y la mejora de la calidad de vida en las condiciones de salud evaluadas. Aunque la mayoría de los estudios revelaron un beneficio favorable en uno o más resultados relacionados con el dolor, la variabilidad de la investigación no permitió la generalización entre diferentes estudios, condiciones de salud y poblaciones.

Se han ensayado diversos fármacos para el tratamiento del SPP, pero sin conclusiones favorables evidentes.

Cochrane (Koopman 2015) publicó una extensa revisión de los distintos tratamientos del SPP. Se efectuaron búsquedas en las bases de datos científicas para encontrar todos los estudios sobre tratamientos para el SPP hasta julio del 2014. Se encontraron trece estudios con un total de 675 participantes que eran de suficiente calidad para incluir en esta revisión. Sin embargo, los autores concluyeron que, debido a la insuficiencia de datos y de estudios aleatorios de buena calidad, fue imposible establecer conclusiones definitivas acerca de la efectividad de los distintos fármacos en los pacientes con SPP.

Aunque no haya estudios concluyentes, se puede proponer la L-carnitina para mejorar las mialgias y la fatigabilidad en algunos casos, así como la piridostigmina (inhibidor de la colinesterasa) para mejorar la fatigabilidad. Otros fármacos, entre ellos los esteroides, las inmunoglobulinas, la amantadina o el modafinilo no mostraron resultados concluyentes.

Para los lectores no conocedores de la entidad Cochrane, es importante informarles que es una red internacional independiente de investigadores, profesionales, pacientes, cuidadores y personas interesados por la salud.

Desde que se fundó en 1993, Cochrane ha contribuido a transformar la manera en que se toman las decisiones en el terreno de la salud. Los más de cien mil miembros y seguidores de Cochrane de más de ciento noventa países de todo el mundo trabajan coordinados para producir información sanitaria fiable y accesible sin patrocinio comercial ni otros conflictos de intereses. Muchos de sus colaboradores son líderes mundiales en sus respectivas áreas —medicina, política sanitaria, metodología de la investigación, defensa del consumidor— y sus grupos están situados en algunos de los organismos médicos y académicos más reconocidos del mundo. Su labor representa un modelo de referencia internacional de información fiable y de calidad.

En consecuencia, descartada la existencia de ningún fármaco efectivo, el principal objetivo debe ser el de mejorar la calidad de vida de las personas afectadas. En este sentido, podemos afirmar que la rehabilitación, la fisioterapia y la ortopedia son las disciplinas que más beneficios pueden aportar a las personas afectadas por el SPP o por las secuelas mecánicas, en cuanto a la mejora de su calidad de vida, ya que, aun no siendo unas terapias curativas, pueden ser altamente eficaces.

A continuación, se proponen algunos consejos prácticos, siempre bajo la necesaria supervisión especializada de médicos, fisioterapeutas o cualquier otro profesional experto, teniendo en cuenta que cada paciente es distinto y que deben darse consejos lo más personalizados posible.

El orden de estos consejos es totalmente aleatorio y, en nuestra opinión, ninguno es más importante que los demás:

Ajustar la actividad física a la situación clínica de cada caso. Ni debe ser excesiva —aunque la persona afectada de SPP tenga la percepción de que puede hacerla— ni debe estar todo el día en reposo con una vida totalmente sedentaria.

Realizar ejercicios que potencien la musculatura. Entre ellos destacamos:

Ejercicios isométricos. Estos ejercicios consisten en tensar los músculos sin mover los huesos. Por ejemplo, intentar subir un pie mientras se tensan los músculos del muslo.

Ejercicios de resistencia. Se utilizan bandas elásticas o pesas ligeras para hacer movimientos controlados que ayuden a fortalecer los músculos afectos.

Estiramientos. Mantener la flexibilidad es importante para evitar la rigidez muscular. Realizar estiramientos suaves y controlados.

Ejercicio aeróbico ligero. Realizar actividades como caminar o hacer ejercicios en silla de ruedas puede ayudar a mantener la forma general sin causar fatiga excesiva.

Los baños en agua, a una temperatura moderada, pueden mejorar la movilidad articular. El agua proporciona una resistencia que permite efectuar ejercicios sin fatigar en exceso a los músculos.

No tener reparos en utilizar aparatos o utensilios ortopédicos que mejoren la movilidad y permitan más autonomía personal. Hay personas reacias a usar bastones de apoyo. Esto puede ser un error.

Mucha precaución con las caídas domésticas. Tener cuidado con alfombras, moquetas y cualquier otro elemento del mobiliario que pueda favorecer un tropezón y una caída que, en estos casos, puede tener graves consecuencias. Tener cuidado al sentarse y levantarse de la cama o de una silla.

Mantenerse en el peso ideal. La dieta equilibrada ayudará a conseguir este objetivo. El sobrepeso y, sobre todo, la obesidad son malos enemigos no solo para el SPP, sino para la artrosis y otras dolencias osteoarticulares que suelen estar presentes en personas de edad avanzada y que añade dolor que ya tienen los afectados del SPP.

Procurar encontrar ratos para el reposo, tanto a media mañana como a media tarde. Las siestas, dos veces al día, durante una media hora cada una, pueden ser muy reparadoras de la fatigabilidad.

Controlar adecuadamente otras posibles enfermedades que pueda tener la persona afecta de SPP, especialmente la diabetes, o algunas enfermedades metabólicas, como el hipotiroidismo. En este sentido, es aconsejable hacer una analítica de control una o dos veces al año.

Acudir al médico de cabecera y solicitar la derivación a un servicio de rehabilitación. La mayoría de los hospitales universitarios pueden atender bien a un paciente con un SPP.

Afrontar el SPP con una actitud positiva. Es cierto que los síntomas de esta enfermedad empeoran la calidad de vida de quien los padece. Pero «no dejarse vencer» va a favorecer una mejor evolución de la enfermedad. Sabemos que esta enfermedad no es mortal, que evoluciona muy lentamente y que tiene largos períodos de estabilidad. Hay que acogerse a esto. Buscar y favorecer la relación social y los contactos con otras personas. Huir de la soledad voluntaria.

REALIDADES COTIDIANAS Y RESILIENCIA

El desconocimiento general de los profesionales de la salud sobre el SPP, tanto de sus circunstancias históricas como de su prevalencia, sus características clínicas, su tratamiento y, en definitiva, del estado actual de esta entidad clínica, posiblemente explique la confusión existente sobre el SPP y justifique las derivaciones a múltiples especialistas, en busca de un diagnóstico certero para una serie de síntomas y signos a menudo mal definidos.

En nuestro sistema hospitalario público de salud hay especialistas sanitarios —neurólogos, rehabilitadores y fisioterapeutas, entre otros— que poseen el conocimiento necesario para atender a los pacientes con SPP.

Sin embargo, los grandes centros sanitarios no disponen, en general, de unidades multidisciplinarias para la atención singular y específica de pacientes con SPP a las que acudir libremente, con lo cual el paciente no dispone de una atención propia a donde dirigirse, como ocurre con otras patologías neurológicas que disponen de unidades específicas de referencia.

Los pacientes con SPP pueden encontrar en las unidades de ELA (o unidades de neurona motora) la atención y el conocimiento necesarios para atender sus necesidades. Ello se debe, como se ha comentado, a que el área topográfica de afectación anatómica es la misma en ambas enfermedades: las neuronas motoras del asta anterior de la médula espinal. Y, en consecuencia, los profesionales sanitarios que atienden ambas enfermedades son los mismos. En estos casos, la anamnesis, la exploración física y una electromiografía permitirán casi siempre un diagnóstico (o el descarte) de un SPP.

La realidad, sin embargo, es que las personas que sufren un SPP no diagnosticado suelen correr el riesgo de convertirse en pacientes desconcertados e insuficientemente atendidos porque, en la mayoría de las ocasiones, los afectados o no son diagnosticados en atención primaria o no llegan a la atención hospitalaria especializada.

A nivel de la atención primaria, los obstáculos a los que se enfrentan los pacientes son innumerables, y, a menudo, insalvables: derivación a consultas de diversos especialistas —reumatología, traumatología, psiquiatría...—, infradiagnósticos, visitas frecuentes no resolutivas, confusión con otras enfermedades mal definidas, exploraciones innecesarias, etc.

Aparte de los neurólogos, los médicos rehabilitadores podrían ser considerados los especialistas «de cabecera» de las personas afectadas, en la medida que son los únicos, hoy en día, que les pueden ofrecer las mejores alternativas terapéuticas para mejorar su calidad de vida.

Frente a un cierto sentimiento de estar abandonados, se crearon en su día asociaciones de afectados de polio, secuelas de la polio y SPP que actualmente se muestran muy activas en su lucha para hacer visible su enfermedad y reivindicar sus derechos, tal y como consta en el *Manifiesto de nueve asociaciones de afectados* de fechas 24 de octubre del 2023 y 2024, coincidiendo con el Día Mundial de la Polio.En el caso del SPP, el gran «movimiento» y su repercusión social no se desarrolló tanto en el ámbito de las especialidades médicas como en las esferas laborales, del tratamiento rehabilitador y de las demandas sociales y políticas que generó.

Es significativa la vivencia de «segunda discapacidad» que experimentan los afectados cuando, muchos años después de haber olvidado la polio que sufrieron en su infancia, experimentan nuevamente la aparición de síntomas y dificultades que pertenecían ya a un pasado muy lejano.

En su trabajo *Cuerpos deslegitimados, síndromes ignorados: de la poliomielitis al síndrome postpolio en España*, Rodríguez (2019) se refiere a dicha vivencia. Las personas que ya habían asumido su diversidad y habían conseguido una estabilidad personal, profesional y familiar, de pronto, muchos años después de haber sufrido la polio, empiezan de nuevo con problemas neuromusculares, viviendo, en consecuencia, una segunda discapacidad.

La revista *Investigación y Ciencia*, en junio de 1998, publicó un artículo del Dr. Lauro S. Halstead, afectado de polio y SPP.

Halstead, médico estadounidense que se especializó en lesiones medulares y en el SPP, fue profesor clínico en la Facultad de Medicina de la Universidad de Georgetown y director de los programas de lesiones medulares y del SPP en el Hospital Nacional de Rehabilitación en Washington D. C.

En dicho artículo, el Dr. Halstead reflejaba detalladamente su propia vivencia «de segunda discapacidad», que merece la pena ser transcrita literalmente:

En el duro recorrido hacia la recuperación tardé seis meses: pasé del pulmón de acero a la silla de ruedas, de ahí a una férula de pie y, por fin, a la liberación de cualquier apoyatura ortopédica (...) Aunque mi brazo derecho quedó paralizado, el resto de mi cuerpo recuperó la mayor parte de la fuerza y resistencia que tenía antes de la enfermedad. Me sentía curado del todo. Volví a la universidad, aprendí a escribir con la mano izquierda e incluso jugaba al squash con cierta asiduidad. En la mañana en que se cumplía el tercer aniversario del comienzo de mi poliomielitis, coronaba la cima del monte Fujiyama después de una ascensión de unos 4000 metros. Me matriculé en Medicina. Los años de interno y residente reclamaron singular esfuerzo físico. Pero iba saliendo adelante en la vida mientras la poliomielitis quedaba cada vez más lejos en mi memoria...

Años después, empezó a sentir una debilidad en sus piernas que avanzó progresivamente. En su caso, avanzó con bastante celeridad. Pasó, en poco tiempo, de ser un andarín empedernido a necesitar una silla de ruedas.

Aun así, falleció a la edad avanzada de ochenta y seis años (1936-2022).

En general, los pacientes con secuelas de la polio y SPP expresan con claridad sus preocupaciones y prioridades (Palau 2009).

Publicaciones recientes ponen de manifiesto las reivindicaciones de las personas afectadas por la polio, o sus consecuencias (entre ellas el SPP), centrándose fundamentalmente en la falta de conocimiento médico, de reconocimiento social o político y en su sensación de olvido (Rodríguez 2019).

En concreto, se pueden destacar seis aspectos relevantes:

La dificultad de un diagnóstico.

La falta de una atención multidisciplinaria.

La falta de información de calidad.

Las consecuencias sociales adversas.

La falta de equidad en el acceso al tratamiento.

La falta de confianza en los servicios sociales y sanitarios.

Como consecuencia de lo anterior, se podría enfocar la problemática de los afectados por el SPP desde al menos cuatro ópticas distintas:

La laboral y de reivindicación de sus derechos a una pensión digna y a una jubilación justa.

La de la desinformación y desinterés social asociado a la falta de reconocimiento de su enfermedad.

La del desconocimiento de la enfermedad poliomielítica por parte de quienes tienen la responsabilidad de tener cuidado de su salud (profesionales sanitarios).

La de un sentimiento de injusticia, basada en reivindicaciones históricas.

A la disminución de oportunidades laborales y vitales, cabría añadir la situación de vulnerabilidad de las mujeres, que a dichas dificultades se añade el tema del género, como analiza Rodríguez (2013) en su trabajo *La experiencia de la poliomielitis desde la perspectiva de género.*

A pesar de lo comentado anteriormente, es interesante valorar la publicación *Polio y SPP. Visión de pacientes y profesionales en atención primaria* (Muñoz Cobos 2018), en la que se comenta que los pacientes, aunque relataron, ciertamente, una historia personal de sufrimiento, la contrarrestaban por un fuerte apoyo familiar y afrontamiento activo, marcado por el sobreesfuerzo, la superación y una alta resiliencia. Realizaron una valoración positiva de sus vidas, minimizando las limitaciones.

La intencionalidad por parte de las personas con polio y SPP de ser reconocidas como «sujetos necesitados» de atención médica especializada no solo apela a la figura de un paciente-enfermo informado y activo. Cuestiona la tradicional relación médico-paciente de tipo asimétrica y asistencialista (Testa 2021).

Las enfermedades poco prevalentes constituyen un paradigma de cómo la medicina se debe orientar hacia la atención del enfermo como individuo, pero también como parte de la sociedad.

Palau (2010), en su publicación «Las enfermedades raras, un paradigma emergente en la medicina del siglo xxi», publicado en la revista *Medicina Clínica*, propone en concreto que la medicina de familia, la medicina interna y la pediatría deben jugar un papel destacado en la atención sobre las enfermedades raras, asumiendo no solo la atención de los afectados, sino, también, las necesidades de los familiares. Sostiene Palau que la aproximación moderna a dichas enfermedades y a las necesidades de los pacientes y de sus familiares requiere asumir nuevas visiones e iniciativas por parte de los médicos. La perspectiva con que la atención sanitaria debe actuar necesita cambios estructurales, de formación y de tratamiento del conjunto de problemas que afectan a los pacientes con enfermedades raras o poco prevalentes.

En su artículo «La persona enferma como experta. Los cambios promovidos por el asociacionismo polio-postpolio en España», Rodríguez (2012) comenta el modelo médico o rehabilitador que consideraba la discapacidad por la polio como un problema individual, simplemente una diferencia respecto a los demás («a los normales»). En consecuencia, solo el médico, con una actitud sobreprotectora sobre el afectado, podía «ayudar» a mejorar el problema: a veces simplemente ocultándolo, otras con cirugías repetidas o con el uso de complejos artilugios ortopédicos. Se trataba de un rol paternalista que le convertía en un consejero de discapacitados y se trataba, principalmente, de acomodar esos cuerpos no normativos al canon socialmente establecido.

Desde esa perspectiva, las familias y el conjunto de la sociedad aceptaron que la integración exigiese numerosas intervenciones quirúrgicas, dolorosos posoperatorios y frecuentes y prolongados internamientos en hospitales, lejos del propio entorno y en soledad. La ortopedia contribuyó mediante corsés, bitutores, calzados especiales, muletas y bastones ingleses que pasaron a formar parte de ese cuerpo, construido socioculturalmente, para subrayar el estigma anatómico.

La medicina del siglo xx está profundamente marcada por la toma en consideración del enfermo como un individuo concreto con una identidad propia, más allá de conceptos como «paciente», «enfermo», «afectado» o «usuario».

Cada vez más, constatamos en nuestros centros sanitarios el uso del concepto «experiencia del paciente». Las políticas y los propios profesionales sanitarios han ido percibiendo la necesidad de empoderar a los pacientes —quizá se han visto obligados a ello por la propia evolución social—.

Sea como fuere, la realidad parece mostrar que los profesionales de la salud han percibido este empoderamiento, sobre todo, desde la perspectiva de facilitar información para una toma de decisiones, más que como un reconocimiento explícito y voluntario hacia unas personas que conocen más que nadie su patología y que son las más expertas en su situación clínica —en el caso concreto del SPP—.

La experiencia del paciente busca lograr una atención mantenida de calidad a lo largo de toda su relación con el médico o el centro sanitario, desde el respeto y la participación del paciente en la toma de decisiones de su enfermedad.

Cleveland Clinic, líderes en experiencia del paciente en EE. UU., la define así:

«Nuestra experiencia del paciente consiste en poner a los pacientes primero».

Con más de sesenta y cinco mil cuidadores en todo el mundo, Cleveland Clinic tiene casi seis millones de visitas de pacientes por año, en más de doscientas ubicaciones.

Estamos viviendo en una auténtica «rebelión» del ciudadano-afectado que obliga a los médicos a introducir en su pensamiento y en su práctica los aspectos sociales, psíquicos y personales de la enfermedad: es la denominada introducción del sujeto en medicina (Lázaro 2003).

Los individuos enfermos han visto incrementada progresivamente su capacidad de incidir y de decidir en su proceso diagnóstico y terapéutico —empoderamiento de los pacientes, como idea de «paciente experto»—, siendo cada vez más habitual y comprensible el uso de internet para la búsqueda activa de información. Las redes sociales han adquirido una función relevante en la relación médico-paciente.

El rol de los enfermos va siendo cada vez más relevante y las personas que padecen un SPP han tenido que unirse y asociarse para reclamar a los profesionales de la salud y a los políticos la toma de conciencia sobre la enfermedad.

INMIGRACIÓN Y REUNIFICACIÓN FAMILIAR

Las razones que mueven a una persona a salir de su país de origen para establecerse en otro suelen ser diversas: la búsqueda de mejores oportunidades de vida y de un futuro mejor del que tienen en su país, la reunificación familiar, el refugio y el asilo, entre otras.

La inmigración tiene impactos significativos tanto en las personas que se trasladan como en las comunidades receptoras y está sujeta a leyes y regulaciones que varían de un país a otro.

La inmigración regular y legal de ciudadanos de otros países que se trasladen a vivir a España podría significar un incremento de la prevalencia del SPP en nuestro país, más allá de la prevalencia autóctona que estadísticamente nos corresponda.

Dejemos a un lado la inmigración ilegal, a la que recientemente se refería un periódico español con la siguiente cita textual: *«Las entradas irregulares de inmigrantes crecen un 66 % en un año».*

Ya sea inmigración legal o ilegal, no debe ser motivo de ninguna preocupación sanitaria para la ciudadanía porque ya hemos comentado que el SPP es una enfermedad neurodegenerativa, pero en ningún caso es ni infecciosa ni contagiosa.

Otra cosa distinta es que el hipotético incremento de pacientes con SPP, procedentes del fenómeno migratorio, pudiera significar una necesidad de más recursos asistenciales y financieros para el sistema nacional de salud.

Esta realidad no va a ser distinta en España que en otros países donde el fenómeno migratorio sea parecido (Wändell Per 2023), especialmente en Europa.

El SPP puede aparecer muchos años después de la infección por la polio. Si nos situamos en la opción de los cincuenta años —es decir, que el SPP se presente cincuenta años más tarde del episodio inicial de polio—, se estaría hablando de que en España, en donde el último caso de polio se informó en 1989, pueden seguir habiendo casos de SPP hasta, como mínimo, el año 2039. Si, en lugar de cincuenta años, planteamos la opción de ochenta años después de 1989, podríamos tener casos de postpolio en nuestro país hasta el año 2069, todo ello sin contar con el eventual impacto de la inmigración.

Hay países en donde la erradicación fue más reciente —por ejemplo, India en el 2011—, otros en los que la polio sigue siendo una enfermedad endémica —Pakistán y Afganistán, por el virus salvaje— y varios países de la África subsahariana, Madagascar y el Sudeste Asiático —por el virus posvacunal—.

De algunos de estos países, España acoge a ciudadanos extranjeros que se quedan trabajando y viviendo en España.

No tenemos datos exactos de China, país con un importantísimo número de ciudadanos viviendo y trabajando en España y en donde los casos de polio fueron muy numerosos y en donde el SPP debe de tener una alta prevalencia (Zang 2023).

En estos países, la posibilidad de que vayan apareciendo casos de SPP probablemente se va a alargar durante la mayor parte del siglo xxi.

Obviamente, el fenómeno migratorio no es exclusivo de España.

En consecuencia, estamos ante una enfermedad con una posible prevalencia no despreciable, a nivel internacional, difícil de estimar con exactitud, pero progresiva y duradera.

España es el cuarto país de la Organización para la Cooperación y el Desarrollo Económicos (OCDE) al que más inmigrantes permanentes legales llegaron en el 2022, con 471 800, solo por detrás de Estados Unidos (1 048 000), Alemania (641 100) y Reino Unido (521 200).

En su informe anual *International Migration Outlook 2023*, la OCDE indica que el pasado año llegaron a sus países miembros 6.1 millones de migrantes legales —sin tener en cuenta el movimiento de refugiados ucranianos—, un 26 % más que en el 2021 y un 14 % más que en el 2019, el último ejercicio antes del parón de la COVID-19.

El fin de muchas restricciones que estuvieron en vigor por la pandemia de la COVID-19 explica el salto que se produjo en el 2022 respecto al año precedente, pero el factor esencial es el aumento de los títulos de asilo que se concedieron y también las entradas de trabajadores por unas necesidades de mano de obra inéditas.

En una quincena de esos países, como España, Francia, Reino Unido, Canadá, Bélgica, Países Bajos, Finlandia o Suiza, se alcanzaron cifras que no se habían visto al menos en los tres últimos lustros.

Estados Unidos fue el país con más inmigrantes legales; acogió a más de un millón —es el que tiene la mayor población con diferencia—, con un alza del 25.5 % en un año (+1.7 % desde el 2019).

Le siguió Alemania, con 641 100 y un incremento del 20.6 % (+3.3 % desde el 2019), y el Reino Unido, con 521 200 y un aumento del 35.1 % (+37.9 % desde el 2019), que se debe en buena medida al efecto del Brexit, que había llevado a muchos europeos residentes allí a volver a sus países y generó un enorme déficit en mano de obra que todavía no se ha cubierto.

España subió a la cuarta posición, con 471 800 inmigrantes legales permanentes, que suponen una progresión del 27.4 % en un año y del 18.6 % desde el 2019.

Esa expansión se produjo en todos los tipos de inmigración, es decir, en la concesión de títulos de refugiado, migración laboral o familiar.

Las migraciones por reagrupamiento familiar siguieron siendo la principal categoría de entrada de los inmigrantes permanentes, con un 40 % del total, mientras que los permisos a trabajadores venidos del extranjero supusieron un 21 %.

La OCDE pone el acento en que el fuerte incremento de entrada de inmigrantes en el 2022 no solo no ha puesto en tensión el mercado laboral en los Estados receptores, sino que la tasa de empleo media de los migrantes ha subido del 69.9 % en el 2021 al 72.3 % en el 2022.

En veintidós de los veinticinco países miembros para los que hay datos disponibles, esa tasa ha superado los niveles previos a la crisis.

Marruecos fue el principal país emisor de inmigrantes de África hacia España en el 2022, con un total de más de 800 000 residentes. Senegal ocupó el segundo lugar, con más de 72 800 inmigrantes.

La previsión de las autoridades es que España crezca en seis millones de habitantes en cincuenta años por el aumento de inmigrantes. Este aumento se debería a la inmigración internacional.

En el siguiente listado de países se presenta, entre paréntesis, el año hasta el que puede aparecer un SPP, en el supuesto de un intervalo de cincuenta años desde la infección por polio:

Marruecos (2039)

India (2061)

Bangladés (2050)

Burkina Faso (2050)

República Centroafricana (2050)

República Democrática del Congo (2050)

Egipto (2054)

Ghana (2050)

India (2061)

Irak (2050)

Nepal (2050)

Níger (2056)

Pakistán y Afganistán (>2074)

Angola (>2074)

Chad (>2074)

Congo (>2074)

Costa de Marfil (>2074)

Etiopía (>2074)

Guinea (>2074)

Indonesia (>2074)

Madagascar (>2074)

Malí (>2074)

Mozambique (>2074)

Nigeria (>2074)

Somalia (>2074)

Sudán (>2074)

Yemen (>2074)

Benín (>2074)

Zimbabue (>2074)

Indonesia (>2074)

Existe la impresión de que los emigrantes que llegan a Europa son personas sanas sin ninguna señal de haber padecido la polio. Es cierto, suelen ser personas jóvenes sin aspecto de enfermedad previa ni evidencia de ninguna discapacidad física.

De ahí que, a menudo, se descarte un incremento de la prevalencia del SPP en España y Europa procedentes de este grupo poblacional.

Sin embargo, no hay que olvidar que el fenómeno migratorio —en general en el mundo y en España en particular— se acompaña, como decíamos anteriormente, de un notable componente familiar (reagrupamiento).

La siguiente Fig. 11 resume los principales motivos del posible aumento del SPP en España debido a la inmigración.

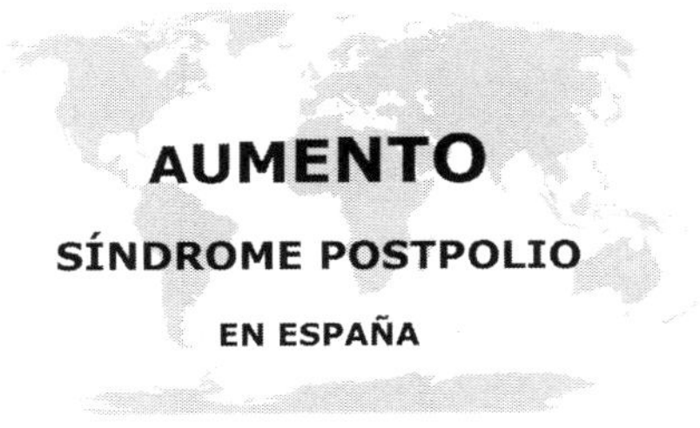

AUMENTO

SÍNDROME POSTPOLIO

EN ESPAÑA

puede verse influenciado por

EXPANSIÓN DE LOS MOVIMIENTOS MIGRATORIOS

Conflictos bélicos y políticos -refugiados-
Migración laboral
Reagrupación familiar

Fig. 11

Puede ser que, en primera instancia, los emigrantes que lleguen a cualquier país del mundo sean personas «sanas», sin ningún antecedente de haber padecido polio en su infancia, pero que, un tiempo después, se produzca dicho reagrupamiento familiar que incorpore en la sociedad receptora de dichos ciudadanos extranjeros a personas que sí padecieron una forma paralítica de la polio y que, en consecuencia, puedan ya padecer —o tenerlo en un futuro— un SPP.

Además de compartir estas reflexiones sobre el posible incremento de la prevalencia del SPP en los países de nuestro entorno, como consecuencia de la inmigración, es necesario tener en cuenta el impacto que va a tener, durante este siglo, la atención de pacientes afectos de secuelas de polio y SPP en países en donde la polio se erradicó hace poco tiempo o en los que todavía es una enfermedad vigente o emergente.

Sobre esta realidad deberían tomar buena nota todos los servicios públicos de salud.

ENTREVISTAS

ENTREVISTA 1. DR. LUIS SANTOS

El Dr. Luis Santos es un pediatra español, de Alicante, estudioso de la polio y vinculado a su investigación epidemiológica y al conocimiento de ella desde hace muchos años.

Ha sido y sigue siendo un referente español de esta enfermedad, especialmente para los socios de Rotary International, interesados en seguir de cerca la evolución y la erradicación de la enfermedad, y es consultado frecuentemente sobre la misma.

Ha sido conferenciante en multitud de ocasiones, comunicando y divulgando la polio, siempre con el objetivo de su erradicación total en el mundo. Está relacionado con los organismos internacionales para la erradicación de la polio, con quien mantiene un contacto permanente.

Es socio del Rotary Club de Jávea, ha desempeñado cargos relevantes en Rotary International y es, desde hace varios años, el responsable para España y Portugal del programa End Polio Now.

Carles Fontcuberta (CF).— Dr. Santos, gracias por colaborar en este libro con tus conocimientos y tu dilatada experiencia. Mi primera pregunta tiene que ver con el End Polio Now. ¿Podrías explicarnos qué es y a qué hace referencia este término? ¿De qué va este programa?

Luis Santos (LS).— *El término «End Polio Now» es el nombre que actualmente usa Rotary a nivel internacional para recaudar fondos para el proyecto de erradicación. A lo largo de los años (hay que recordar que Rotary inició su trabajo contra la polio con una campaña de vacunación masiva en Filipinas en 1979), ha ido cambiando la denominación del proyecto.*

También usamos el término de «Programa Polio Plus», ya que los fondos recaudados no solo se utilizan en la compra y distribución de la vacuna, se habilitan laboratorios para análisis de muestras, se financia la investigación de nuevas vacunas, se distribuye vitamina A como refuerzo nutricional, se asocia a las campañas de vacunación de otras enfermedades, como el sarampión, y la red del programa polio fue muy útil en el control de la epidemia de la COVID-19 en muchos países en desarrollo.

CF.— Como experto en el tema, ¿quién describió y cuándo la poliomielitis, tal como la conocemos y entendemos hoy en día?

LS.— La primera descripción de la polio se debe a Michael Underwood, un médico inglés que en 1789 la describió en su libro *A Treatise on the Diseases of Children*.

En 1840 Jacob von Heine, un médico ortopedista alemán, la individualizó clínicamente separándola de otras parálisis y la denominó parálisis espinal infantil en razón a su posible origen medular.

En 1908 Karl Landsteiner y Erwin Popper identificaron el origen viral de la enfermedad al inocular intraperitonealmente un filtrado de médula espinal procedente de un niño fallecido por polio a dos monos, un babuino y un rhesus, el primero murió y el segundo desarrolló una parálisis de las extremidades posteriores.

En esa época (1907-1911), el pediatra sueco Ivar Wickman hizo importantes aportaciones clínicas y epidemiológicas tras el estudio de la epidemia que asoló a su país. Demostró su carácter estacional, la mayor incidencia de las formas no paralíticas, la transmisión por contacto y que la enfermedad podía aparecer fuera del período infantil. Médicos australianos en 1931 demostraron que había al menos dos tipos de virus de la polio, una aportación trascendental en el desarrollo de las vacunas, pues la inmunidad frente a uno no protegía frente al otro.

Albert B. Sabin y Robert Ward en 1941 demostraron fehacientemente la transmisión por vía entérica (digestiva).

En 1949 se logró cultivar el virus en cultivos de células embrionarias humanas, abriendo el camino al desarrollo de las vacunas. Este mismo año se separaron serológicamente los tres tipos de poliovirus (PV1, PV2 y PV3).

CF.— Por la información y el conocimiento que tienes, ¿podrías comentar si la polio en España afectó a toda la población de una forma uniforme? ¿Hubo provincias españolas más afectadas que otras?

LS.– En España, se presentaron brotes de poliomielitis, en Valls (1896), en Castilla y León (1908-1911 y 1916), en el País Valenciano (1908-1913), en Manzanares, Ciudad Real, Huesca, Fraga, Barcelona, Mataró y Reus (1917).

Pero la principal documentación disponible corresponde a los años 1929 a 1960, cuando se investigaron y publicaron los brotes acontecidos en Madrid, Cantabria, Mallorca, Andalucía y otros.

En España, la poliomielitis tuvo, al igual que en otros países europeos, un comportamiento emergente. La morbilidad y la mortalidad fueron bajas, con una tendencia ascendente y la presentación de ciclos cada dos a tres años, de rápida difusión y afectando a amplios territorios. Las tasas de incidencia más elevadas se manifestaron en la década de los años cincuenta, presentando el año 1958 los valores más elevados.

En España, el inicio de la vacunación masiva con la vacuna oral se inició en León en mayo de 1963 gracias al trabajo de médicos epidemiólogos jóvenes bien formados y documentados. El resultado fue un éxito absoluto, logrando una reducción drástica de la incidencia de la enfermedad a partir de esa fecha.

CF.– Según la información de que dispongo, la OMS pensó inicialmente que la polio estaría erradicada en el año 2000. La última previsión, en cambio, habla de su erradicación entre los años 2022 y 2026. ¿En qué punto estamos en cuanto a la erradicación de la polio? ¿Por qué esta demora?

LS.– La utilización masiva de la vacuna oral trivalente (el virus polio tiene tres variantes que denominamos tipo 1, tipo 2 y tipo 3 inmunológicamente diferentes) consiguió una rápida reducción de los casos en aquellos países donde se podía llegar a la mayor parte de la población infantil. En 1988, cuando nace el GEPI, se registraban unos trescientos mil casos de parálisis cada año en el mundo, entonces la OMS se aventuró a poner la fecha del año 2000 como fecha para el fin de la polio.

La OMS dividió el mundo en seis regiones a efectos administrativos y cuando en una región no se registran casos de polio durante tres años seguidos se certifica como erradicada la enfermedad.

En 1994, la región de las Américas se certificó libre de polio.

En el año 2000 se certificó la región Pacífico Oriental.

En 2002, la región de Europa.

En 2014, la región del Sudeste de Asia.

En 2020, la región de África.

Incluso la India, que en la década de los 1990 informaba de quinientos o mil casos de polio paralítica cada año, consiguió la certificación de libre de polio en el 2014, tras tres años sin declarar ningún caso.

Todo parecía ir encaminado a erradicar la polio para el 2023, pero el atentado terrorista de las Torres Gemelas en el 2001 cambió la geopolítica del mundo de forma drástica y el nacimiento de un islam radical, que asoció las campañas de vacunación con un intento de aniquilación del mundo musulmán, contaminó lo que es un programa de salud infantil con una lucha de civilizaciones.

Los países más radicalizados pusieron dificultades a las campañas de vacunación utilizando incluso la violencia, asesinando a los equipos de vacunadores que recorren el país casa por casa para ejercer su labor.

Se ha trabajado para cambiar este concepto y se han conseguido logros importantes, pero todavía hoy Pakistán y Afganistán son dos países en los que el reservorio del virus polio salvaje no ha podido ser controlado. No se está llegando a toda la población infantil y estos focos de infravacunación dificultan el control de la enfermedad.

El último plan estratégico ponía la fecha del 2026 como muy posible para certificar la erradicación, pero a fecha de hoy con casos declarados en estos dos países no podemos esperarlo antes del 2028-2029. No obstante, hemos trabajado mucho para llegar hasta aquí y no hay vuelta atrás, la erradicación es el objetivo y lo vamos a cumplir.

CF.– *Hablar de polio nos lleva a hablar de vacunas. ¿Podrías* **explicarnos brevemente quiénes fueron los científicos Dr. Salk y Dr. Sabin y qué papel jugaron, respectivamente, en las primeras vacunas contra la polio?**

LS.– La vacunación fue, sin duda, el gran éxito que nos permite hoy hablar de una futura erradicación.

El 12 de abril de 1955 se anunció que la vacuna inyectable obtenida por el Dr. Jonas Salk (investigador médico y virólogo estadounidense, nacido en la ciudad de Nueva York, proveniente de una familia de inmigrantes judíos rusos) era eficaz en la prevención de la polio paralítica. La comunicación abría una nueva era. Esta vacuna se había conseguido cultivando los poliovirus en células de riñón de mono e inactivándolos con formalina.

La vacunación antipolio no ha estado exenta de problemas y polémicas. El primero fue el incidente Cutter, que aconteció en 1955 al poco de introducirse y que se debió a una inadecuada inactivación de la vacuna Salk por los laboratorios Cutter de California, la inoculación de la vacuna se realizó con virus vivos sin saberlo, a consecuencia de lo que hubo cuarenta mil casos de polio, doscientas paralítica y diez muertes.

Esto ralentizó las campañas de vacunación e hizo dudar de su efectividad. Por esto, otro investigador, el Dr. Albert Sabin (virólogo polaco de origen judío, nacionalizado estadounidense), profesor de Pediatría de la Universidad de Cincinnati, junto con su equipo en 1953 comprobaron que podían seleccionar virus no paralitogénicos y en 1961 lanzó su vacuna oral en su forma trivalente, pero fue obligado a realizar las campañas fuera de EE. UU.

CF.– ¿Podrías ampliarnos de una manera fácil de entender, para un lector no experto, ¿qué es el virus salvaje de la polio? ¿Qué es el polio posvacunal? ¿Son lo mismo?

LS.– No son lo mismo. La vacuna oral tipo Sabin se fabrica con virus vivos atenuados, virus que estimulan la respuesta inmune y no desarrollan la enfermedad. Se aplica por vía oral, con lo que estos virus atenuados se eliminan por heces y contaminan a otras personas del entorno, que, a su vez, se inmunizan. Este efecto es muy beneficioso, ya que multiplican el efecto vacunal de forma exponencial. Pero tiene un problema, que estos virus atenuados por el paso sucesivo por varios sujetos pueden sufrir mutaciones y volverse más agresivos, recuperar su virulencia. Si estos virus se introducen en comunidades con un bajo nivel de cobertura vacunal o en personas con bajas defensas, como pueden ser personas con sida, desnutridos, enfermos crónicos..., pueden desarrollar la enfermedad con las mismas características que los afectados por el virus salvaje. A esto le llamamos polio por virus vacunal porque está originada por virus inicialmente inactivados y puestos en circulación en campañas vacunales.

Este registro de casos se lleva de manera independiente a los casos originados por el virus polio salvaje y constituye un problema registrado desde el 2016, año en que se sustituyó la vacuna polio oral trivalente por la vacuna oral bivalente (VP1 y VP3), ya que el virus tipo 2 salvaje se había considerado erradicado desde septiembre del 2015.

En la actualidad, existe una nueva vacuna para el tipo 2 que se usa de forma masiva como respuesta a brotes en estos países que registran epidemias por polio vacunal.

La solución definitiva para acabar con esto es vacunar a toda la población mundial con la vacuna tipo Salk, que es inyectable y utiliza virus muertos, por tanto, imposible que muten y reinfecten. Pero su extensión a todos los países del mundo es un problema logístico. Montar equipos vacunales para inyectar es mucho más costoso y complicado que enviar a un equipo a dar dos gotas vía oral a todos los niños. En las condiciones actuales, en muchos países esta solución no es viable.

El virus salvaje es llamado así porque es el virus que circula libre entre la población susceptible y no protegida y que no ha sido manipulado por la industria. En la actualidad, solo el tipo 1 circula como virus salvaje y es endémico en algunas regiones de Pakistán y Afganistán.

CF.– Sabemos que has estado en otros países y que has vivido en persona el drama de la polio. ¿Qué destacarías de tu experiencia?

LS.– En los países que llamamos en desarrollo, las vacunaciones se realizan durante las llamadas jornadas racionales de vacunación (JNV). Son días específicos que marcan los Gobiernos para lanzar una campaña que saca a recorrer la población a los equipos vacunales, visitando escuelas, mercados e incluso casa a casa.

Los equipos vacunales antes tenían mucho voluntariado, pero en estos momentos están formados por trabajadores locales, además, con una fuerte presencia femenina para favorecer la entrada a las casas, tema este de mucha importancia en los países musulmanes.

Personalmente, no he formado parte de ningún equipo de forma oficial, pero en mi primer viaje a Honduras me dejaron acompañar a un equipo que visitaba zonas rurales de montaña en el sur del país. Íbamos escoltados por un vehículo del Ejército para evitar incidentes.

Fue una experiencia enriquecedora que te hace comprender la dificultad para llevar la vacuna a los lugares más recónditos de las comunidades.

En el 2010, coincidí con otra de estas jornadas en Uagadugú, la capital de Burkina Faso. En este caso fue una actividad más estática. Se ponen puestos callejeros en lugares estratégicos y paran a todos los niños menores de cinco años que circulan por los alrededores. Les pintan con tinta la uña del dedo meñique para indicar que ya ha sido vacunado y evitar su repetición en el control siguiente. En esta ciudad también tuve ocasión de visitar un taller muy artesanal de sillas de ruedas para los muchos afectados con secuelas de polio.

CF.– ¿Es cierto que una enfermedad infecciosa que no tenga reservorio animal es posible erradicarla? ¿Es este el caso de la polio?

LS.– Cierto, el caso de que no tenga reservorio animal hace posible la erradicación. Tenemos una vacuna barata y fácil de administrar. Solo tenemos que llegar al 95 % de la población infantil del mundo y hacerlo cada año, ese es el principal reto logístico.

Las guerras y los desplazamientos masivos de la población son situaciones difíciles para mantener control y registros fiables. Las falsas creencias que mezclan religión con sanidad han aumentado las dificultades para el acceso universal. En el primer mundo, los movimientos antivacunas parecen haber crecido arrastrados por el tema de la vacuna de COVID-19, que tanta controversia ha levantado.

CF.– La polio es una enfermedad milenaria. ¿Por qué razón no se convierte en una pandemia hasta el siglo xix? ¿Antes no enfermaba la población?

LS.– En efecto, es una enfermedad conocida desde antiguo. Hay unas primeras referencias gráficas en el antiguo Egipto (tradicionalmente, se cita como un primer registro gráfico a una estela egipcia de la xviii dinastía [1580-1350 a. C.], que se encuentra en el Carlsberg Glyptotek de Copenhague y que muestra a un sacerdote que usa una muleta a consecuencia de su pierna derecha atrófica y acortada con un pie equino).

Su mayor difusión en el siglo xix se asocia al éxodo de la población del campo a la ciudad y de las condiciones de salubridad de la distribución del agua y contaminación con aguas fecales. Las poblaciones rurales estaban más aisladas al contagio. Al principio, llegó a considerarse una enfermedad «de ricos».

CF.— **A pesar de los millones de casos registrados en el mundo durante los siglos xix y xx, ¿se debería considerar la poliomielitis como una enfermedad poco prevalente, en términos absolutos? ¿Crees que la gran alarma social tuvo más que ver con que afectaba a niños menores de cinco años que al número total de personas afectadas?**

LS.— Posiblemente. Si la comparamos con la prevalencia de otras enfermedades infecciosas, como el sarampión o las epidemias de gripe, es evidente que es mucho menos prevalente. Incluso la malaria o la tuberculosis han supuesto problemas con mayor mortalidad.

El hecho de que se manifestara como una parálisis de forma brusca (de la noche a la mañana quedaban paralíticos), que se presentara por ondas epidémicas y que afectara fundamentalmente a población infantil y, además, en entornos urbanos de ciudades de primer mundo generaba una tremenda situación de angustia en cuanto aparecían los primeros casos.

CF.— **La poliomielitis es una enfermedad infecciosa. ¿Cómo nos infectamos las personas? ¿Consideras que la higiene, el lavado de manos, la desinfección de aguas potencialmente contaminadas o la inmunidad de grupo son los elementos básicos para prevenir los contagios y la expansión de la enfermedad?**

LS.— La polio es, en realidad, una enfermedad infecciosa gastrointestinal. Su contagio es feco-oral y las manos el principal vector de contagio al llevarnos el alimento a la boca. El virus penetra en el cuerpo por vía digestiva, replica en el intestino y de adhiere a las llamadas placas de Peyer (son cúmulos de tejido linfático que recubren interiormente las paredes del intestino delgado), donde sufre una primera replicación. Desde aquí se infiltra en otros tejidos, fundamentalmente los tractos nerviosos, ya que es un virus neurotropo, asciende hasta las motoneuronas del asta anterior de la médula o el bulbo raquídeo. La altura de la afectación marca la gravedad de los síntomas, ya que una afectación alta afecta a los músculos respiratorios.

La afectación de las motoneuronas les ocasiona su muerte y, por tanto, la denervación de los grupos musculares que estas activan provocando su atrofia y, por tanto, la parálisis.

Es un virus muy contagioso que infecta al 100 % de los individuos que toman contacto con él y no están inmunológicamente protegidos.

La higiene es muy importante, pero, sin duda, la vacunación es el elemento que ha permitido que hoy estemos esperanzados en su erradicación. No hay otro camino eficaz para ello.

CF.— ¿De qué depende el curso evolutivo natural de la enfermedad? ¿Por qué hay pacientes que se infectan, pero no enferman?

LS.— Hay, en efecto, diversas manifestaciones de la enfermedad con síntomas muy dispares que van desde formas prácticamente asintomáticas hasta la muerte por afectación cerebral. Se calcula que la parálisis afecta a uno de cada doscientos infectados. El porqué de este comportamiento es difícil de definir. El estado inmunitario del sujeto y el tipo de virus que le infecta pueden ser causas determinantes.

CF.— ¿Es cierto que el virus responsable de la polio afecta a las neuronas motoras, pero no a las sensitivas?

LS.— Sí, como te comentaba, es lo que llamamos un virus neurotropo y que afecta a neuronas motoras. Aunque los dolores musculares y dolores de cabeza que acompañan a la sintomatología del período álgido de la enfermedad son comunes a muchos de los padecimientos de causa vírica.

CF.— ¿Las vacunas de Salk y Sabin se han modificado mucho hasta llegar a nuestros días o son las mismas que las iniciales? ¿Ha habido mucha investigación al respecto? ¿Hay nuevas vacunas, recientes?

LS.— Las vacunas están en investigación constante para dar respuesta a un virus que muta con facilidad. La vacuna Sabin se fabrica ahora con cepas más estables, con menos capacidad de mutación. Como ya hemos dicho antes, en el 2016 se sustituyó la vacuna oral trivalente (virus tipo 1, 2 y 3) por la vacuna bivalente (virus tipo 1 y 3) y desde febrero del 2022 se está utilizando la llamada nueva vacuna para el virus tipo 2 (nOPV2), puesto que es este virus el causante de la mayoría de los casos de parálisis por virus derivado de la vacuna. Parece que los resultados son esperanzadores, aunque es pronto para valorarlo.

CF.— ¿En todos los países del mundo se utiliza la misma vacuna?

LS.— No. En los países que tienen una población controlada, un sistema sanitario de atención universal y organizado, vacunan por calendario vacunal, lo que significa que cada niño es citado a la edad que determina el calendario y se le pone la vacuna inyectable (tipo Salk) que viene combinada con otras cuatro o cinco enfermedades, según el país, para evitar muchos pinchazos. En este caso son virus muertos, sin riesgo de eliminación de virus, pero precisa de una logística y material que hace que tenga un corte más elevado que la vacuna oral.

En los llamados países en desarrollo, con una población infantil muy importante, se utiliza la vacuna oral de Sabin por la facilidad de administrar y su menor coste

Ambas vacunas son eficaces para la erradicación de la enfermedad y producen inmunidad de grupo.

CF.– ¿Se conocen efectos secundarios de las vacunas contra la polio?

LS.– La vacuna tipo Salk (inyectable) en los países occidentales se pone combinada con otras cinco vacunas de otras cinco enfermedades infecciosas, en lo que llamamos vacuna hexavalente y ocasionalmente puede tener la reacción vacunal leve de fiebre y dolor en el lugar de la inyección.

La vacuna oral no suele tener reacción en el niño vacunado, pero el niño va a eliminar virus por sus heces durante algunas semanas y en personas de su entorno inmunodeprimidas o débiles por alguna causa puede contagiarles una polio por virus vacunal.

CF.– ¿Alguna cosa que quieras ampliar?

LS.– Muchas veces me preguntan por qué esa obsesión por la erradicación y no nos limitamos a controlar la enfermedad como se hace con muchas otras patologías.

La meta es, efectivamente, «0 casos». Tenemos el antecedente de la viruela, enfermedad antaño muy contagiosa que se erradicó por efecto de la vacuna, constituyendo la primera enfermedad que se pudo erradicar. Nuestras esperanzas están en que la polio sea la segunda de esta lista.

Tenemos una vacuna eficaz y barata, el único problema es la logística de su aplicación. Tenemos que llegar cada año a vacunar con varias dosis a unos cuatrocientos millones de niños del llamado tercer mundo, a veces en comunidades difíciles de llegar, incluso de localizar y, para colmo, vencer los movimientos negativistas o incluso violentos contra los equipos de vacunadores por diversas creencias.

La lucha contra la enfermedad significa el mantenimiento de un gasto y un esfuerzo mantenido en el tiempo que acabará por agotar la voluntad de los financiadores, ya que se calcula en unos 3500 millones de dólares el coste anual de estas campañas.

La erradicación significará, además de un logro sanitario histórico para la humanidad, un ahorro económico importante que podrá destinarse hacia otros retos que la humanidad tiene pendientes. Ha costado mucho esfuerzo el llegar a las cifras actuales de contagio, no podemos abandonar ahora y no está en la mente de nadie el hacerlo.

Muchas gracias, Carles, por darme la oportunidad de contar esta historia que, sin duda, marcará el rumbo de la lucha contra la enfermedad y el sufrimiento humano.

CF.— Muchísimas gracias a ti, Luis, por tus interesantes e imprescindibles aportaciones.

ENTREVISTA 2. DR. J. M. VILARRUBIAS

La siguiente entrevista la efectuamos al Prof. Dr. José M.ª Vilarrubias, doctor en Medicina. Ha sido catedrático de la Universitat Internacional de Catalunya. Traumatólogo y cirujano ortopédico de renombre internacional, con una dilatada y brillante carrera profesional de más de cincuenta años, fundador de ICATME (Institut Català de Traumatologia i Medicina de l'esport), centro de formación de especialistas en traumatología, cirugía ortopédica y medicina del deporte.

Licenciado en Bellas Artes, es, además de un extraordinario cirujano, artista, pintor, dibujante, escultor…, y amante de la vida.

El Prof. Vilarrubias ha sido durante cuatro décadas un traumatólogo referente para los deportistas de élite lesionados. Fue pionero de diversas técnicas de su especialidad, como, por ejemplo, el alargamiento quirúrgico de las extremidades en personas afectas de talla baja o fundador del primer banco de huesos y tendones en Cataluña.

Actualmente, está jubilado, tiene ochenta y un años y su experiencia nos permite tener la posibilidad de hablar, en persona, con alguien que tuvo una impronta notable en la cirugía ortopédica de los niños afectos de polio, durante los años setenta del siglo pasado, protagonista directo de aquellos tiempos y de aquellas vivencias.

Dr. Carles Fontcuberta (CF).— Prof. Vilarrubias, muchas gracias por contarnos tus vivencias en el tratamiento quirúrgico de los niños afectos de polio. Mi primera pregunta es simple: ¿cómo recuerdas aquellos tiempos? ¿Qué edad tenías entonces? ¿Cómo te llegaron tus primeros casos de polio?

Prof. Dr. José M.ª Vilarrubias (JMV).— Yo tenía entonces unos veintisiete años. Me inicié al lado del Prof. J. Cabot, máximo exponente, en aquellos momentos, de la traumatología española. Completé mi formación en distintos hospitales de Francia, Suiza, Alemania, Inglaterra, Suecia y los EE. UU.

Recuerdo tanto los métodos anestésicos como los técnicos que eran muy rudimentarios, nada que ver con las técnicas actuales.

Los pacientes nos llegaban a la unidad del Prof. Ramon Soler, del hospital Vall d'Hebron, enviados por pediatras u otros traumatólogos. Nos enviaban de zonas muy afectadas, como Italia, Arabia Saudita y Sudamérica.

CF.— ¿Cómo afectó tu trabajo con niños de polio en tu propia perspectiva sobre la medicina y la vida? ¿Qué lecciones aprendiste de tus pacientes y sus familias?

JMV.— Aprendí mucho. Aprendí, por ejemplo, su ilusión para poder valerse por sí mismos, en la medida de lo posible, es decir, su espíritu de superación y, por tanto, aprendí a ser humilde porque no siempre conseguíamos nuestros objetivos con aquellos pacientes.

De las familias aprendí, también, la misma ilusión para ver andar a sus hijos y el enorme agradecimiento personal hacia los cirujanos, ya que requerían, a menudo, varias operaciones, en varios años distintos en función de crecimiento y ello nos generaba una gran empatía y relación personal a lo largo de los años.

CF.– He leído que hubo niños que fueron operados repetidamente a lo largo de sus primeros años, hasta la adolescencia e incluso de mayores. ¿Crees que estaban justificadas tantas cirugías? ¿Puede que se experimentara con ellos ante la falta de otras alternativas terapéuticas?

JMV.– Efectivamente, las cirugías repetidas eran inevitables para adaptar al niño a su crecimiento biológico normal. No podíamos esperar años a operarlo porque su crecimiento seguía la evolución esperable. En ningún caso pretendíamos experimentar con niños enfermos.

CF.– La poliomielitis puede causar parálisis y debilidad muscular, lo que conlleva problemas ortopédicos como deformidades en las extremidades y en la columna vertebral. ¿La cirugía ortopédica en niños con polio se centraba en corregir deformidades para mejorar la función motora? ¿Ese era su objetivo?

JMV.– Sí. Este era el objetivo. Intentar mejorar las funciones motoras. Poniendo un ejemplo, debíamos mejorar el chasis (es decir, las desviaciones y anomalías osteoarticulares existentes) y conseguir colocar un motor funcionante (es decir, hacer los trasplantes musculotendinosos que lo hicieran posible).

CF.– Brevemente y para que los lectores no expertos lo puedan entender bien, ¿cuáles eran las intervenciones quirúrgicas más habituales y qué técnicas se usaban entonces?

JMV.– Como ya he comentado, pretendíamos corregir las deformidades osteoarticulares y activar la movilidad mediante la transposición de estructuras musculotendinosas activas. En concreto, las cirugías más habituales eran los alargamientos de tendones retraídos, las osteotomías óseas correctoras, las transposiciones musculotendinosas y los alargamientos óseos. En casos extremos, en los que no existía la posibilidad de mejorar la función motora, recurríamos a las fijaciones de las articulaciones.

CF.– ¿Recuerdas tu mayor desafío profesional en el tratamiento quirúrgico de algún niño con polio?

JMV.– Posiblemente el mayor desafío eran los niños que tenían una afectación muscular total en sus extremidades y, por tanto, no podíamos trasplantarles ni músculos ni tendones. El otro gran reto era la cirugía, muy dura, invasiva y de larga duración quirúrgica, en los niños que tenían grandes desviaciones de columna, que, incluso, les originaban problemas respiratorios graves. Desgraciadamente, algunos pacientes no fueron bien, pero en la mayoría de los casos logramos grandes mejoras en su calidad de vida.

CF.– Algunas especialidades médicas o quirúrgicas experimentaron avances muy notables como consecuencia de la existencia de pacientes afectos de polio. Los médicos tuvieron que aprender rápido y adaptarse a una situación sanitaria nueva y desconocida. Un caso, por ejemplo, fue la medicina intensiva que experimentó cambios y avances notables. Háblame del caso de tu especialidad. ¿Qué impacto tuvo la polio en la cirugía ortopédica?

JMV.– El gran avance fue el que tuvieron anestesiólogos e intensivistas. Estos avances nos permitieron salvar muchas vidas, ya que nos facilitaron la posibilidad de cirugías complejas. Los traumatólogos éramos unos carpinteros que intentábamos reparar las partes dañadas del esqueleto para poderlas motorizar gracias a los trasplantes musculotendinosos. Algunas de las técnicas que aplicamos entonces ya las habíamos practicado en accidentados, en lesionados de diversa índole, etc. Y al revés, la experiencia adquirida en niños con polio fue aplicada también en otros casos. Sí que es cierto que hubo un movimiento de bastantes traumatólogos de la época (Dres. Cabot, Bastos, Esteve de Miguel, Santos Palazzi y Cañadell) que se interesaron especialmente por la traumatología y la ortopedia de la polio. Había que ser muy creativos porque cada caso era distinto y nuestra ilusión era superior a lo que, en ocasiones, la realidad y nuestros conocimientos nos permitían. En definitiva, nosotros no curábamos como las cirugías convencionales (por ejemplo, una apendicitis que se opera y se cura), sino que solo intentábamos mejorar mecánicamente la función motora. En ningún caso, ni en los casos de mayor éxito quirúrgico, nunca le curamos la polio a nadie, solo corregíamos sus deformidades.

CF.– ¿Qué importancia tuvo la fisioterapia en la mejoría de los niños operados que habían sufrido deformidades por la polio? He leído que hubo fisioterapeutas que llegaron a inventar dispositivos novedosos.

JMV.– Fue fundamental. Las técnicas de fisioterapia permitían potenciar los músculos y los tendones que todavía estaban sanos facilitando el trabajo de los dañados.

Quiero poner en valor el trabajo de los técnicos ortopedistas fabricando e innovando utensilios ortopédicos (botas ortopédicas, corsés y armazones toracolumbares, férulas, etc.).CF.— Finalmente, ¿quieres compartir con nosotros algún caso memorable durante tu amplia experiencia quirúrgica?

JMV.— Quiero comentar dos casos que me vienen siempre a la memoria. El primero, un joven afecto de graves secuelas de polio (discapacidad grave que requería silla de ruedas) que, después de varias cirugías, acabó con ambas extremidades iguales, andando solo con un bastón, pudiendo ir en bicicleta y es, actualmente, profesor universitario.

El otro caso es el de una joven acondroplásica (enana) de diecinueve años muy afectada y acomplejada por su discapacidad y por la hostilidad de su entorno, con tres intentos de suicidio, que, después de varias cirugías, logramos alargar sus extremidades inferiores en veintiséis centímetros y doce centímetros en sus extremidades superiores. Se casó y tuvo hijos.

CF.— Al margen de la polio, ¿qué consejo les darías a los jóvenes médicos que están comenzando su carrera en traumatología? ¿Qué habilidades o cualidades consideras esenciales para tener éxito en esta especialidad?

JMV.— A pesar de mi edad y mi dilatada experiencia, no soy quién para dar muchos consejos. Pero no voy a resistirme a decirles que, hasta hace unos años, no existían las técnicas de diagnóstico por la imagen que hay hoy y los pacientes también eran tratados con buenos resultados. Mi impresión con los médicos jóvenes es que prefieren antes usar una *tablet* que hacer una buena anamnesis. Hay que escuchar al enfermo, ser empático, explorarlo adecuadamente y llegar al diagnóstico clínico. Posteriormente, que pidan las exploraciones complementarias que necesiten, pero no al revés.

Finalmente, deberían recordar que la cirugía es, primero, un arte y, luego, una técnica.

CF.— Muchas gracias, querido amigo, por tu tiempo, tu generosidad y por las notables aportaciones que has hecho a lo largo de tu vida en el ámbito de tu especialidad y en el de las humanidades.

ENTREVISTA 3. DR. RAÚL JUNTAS

Nos entrevistamos ahora con el prestigioso neurólogo, el Dr. Raúl Juntas, jefe de sección de la Unidad de Enfermedades Neuromusculares del Servicio de Neurología del Hospital Universitario Vall d'Hebron de Barcelona. Jefe de grupo de investigación-laboratorio del sistema nervioso periférico y uno de los mayores expertos en nuestro país sobre el SPP.

El Dr. Raúl Juntas es neurólogo especializado en enfermedades neuromusculares. Formado en el Hospital 12 de Octubre en Madrid y posteriormente en el Instituto de Músculo del Hospital Pitié-Salpêtrière en París. Trabajó en el Centro de Referencia de ELA y Enfermedades Neuromusculares en el Hospital Universitario de Montpellier, con la Dra. Isabelle Laffont, experta en rehabilitación musculoesquelética y neurológica.

Desde el mes de mayo del 2020, es el jefe de la Unidad de Enfermedades Neuromusculares del Hospital Universitario Vall d'Hebron, centrada en el tratamiento de trastornos neuromusculares, entre ellos la ELA y el SPP.

Dr. Carles Fontcuberta (CF).— Dr. Juntas, gracias por participar en la entrevista. ¿Crees que el SPP está bien afincado en el imaginario colectivo de los sanitarios o piensas que todavía dudan de su existencia?

Dr. Raúl Juntas (RJ).— No, para nada, existe un total desconocimiento del SPP en los colectivos sanitarios e incluso en gran parte de los neurólogos.

CF.— ¿Qué diferencias ves en el resto de Europa y en EE. UU. con respecto a España, en cuanto a la importancia que se da al SPP, la investigación, los recursos empleados, etc.?

RJ.— En España hay una falta crónica de recursos para que los diferentes especialistas tengamos el tiempo necesario en consulta para ocuparnos de este tipo de patologías complejas.

CF.— ¿Qué me dirías si te pregunto por la situación en Francia, en donde te formaste?

RJ.— Yo puedo hablar del sistema francés, puesto que trabajé allí durante diecisiete años. También existía un desconocimiento importante de la parte de muchos neurólogos. La diferencia es que existe un gran desarrollo de la fisioterapia adaptada y, en muchas regiones, se puede proponer a las pacientes estancias de balneoterapia, muy beneficiosas en esta patología.

CF.— ¿Cuántos pacientes has tratado en tu unidad de neurona motora, afectos de SPP?

RJ.— Tenemos unos cien pacientes en seguimiento actualmente en Vall d'Hebron.

CF.— ¿Cuáles son las teorías más recientes sobre las causas del SPP? ¿Hemos avanzado en los últimos años?

RJ.— Las teorías más recientes hablan del papel de la neuro-inflamación crónica en el SPP, ya que se ha visto la presencia de citoquinas proinflamatorias, TNF, etc., elevadas en suero y LCR de los pacientes. Esto podría llevar a intentar ciertas terapias inmunomudoladoras.

CF.— En tu experiencia, ¿el SPP cursa con períodos de estabilidad clínica o es rápidamente progresivo?

RJ.— No, es lentamente progresivo, con excepciones en algunos pacientes que pueden tener agravaciones más rápidas, que en muchos casos coinciden con caídas, fracturas u otras enfermedades intercurrentes.

CF.— ¿Qué factores pronósticos de la polio tienen mayor incidencia en la presentación, gravedad y evolución clínica del SPP?

RJ.— La gravedad del cuadro inicial fundamentalmente. Cuanto más grave fue la polio, más invalidante suele ser el SPP.

CF.— En una amplia revisión efectuada por Cochrane (2015) sobre tratamientos farmacológicos, no se evidenció científicamente ninguno eficaz. ¿Cómo está hoy la investigación al respecto? ¿Conoces algún ensayo con nuevos fármacos? ¿Utilizas algún fármaco en tu práctica habitual? ¿En qué situación clínica?

RJ.— Hoy en día no existe ningún tratamiento para el SPP. Aunque no haya pruebas de su eficacia, solemos utilizar la L-carnitina, medicamento que puede mejorar, en algunos casos, el dolor muscular y la fatigabilidad. También prescribimos, en ocasiones, piridostigmina, medicamento que mejora la transmisión neuromuscular y puede ayudar a mejorar la fatigabilidad al esfuerzo. Ha habido ensayos con inmunoglobulinas con resultados variables, suele mejorar el aspecto doloroso, pero hay menos evidencia de la mejoría motora.

CF.– Ante un paciente con la sospecha clínica de un SPP, ¿cómo procedes? Mi pregunta tiene dos enfoques. Primero, ¿el EMG es obligado y concluyente para el diagnóstico? ¿En qué enfermedades piensas para el diagnóstico diferencial en aquellos casos en los que no ves claro que se trate de un SPP?

RJ.– Lo primero es eliminar problemas intercurrentes. El que un paciente haya tenido la polio no quiere decir que vaya a tener el SPP. Puede haber muchas complicaciones osteoarticulares, síndrome de piernas inquietas, problemas metabólicos, apneas del sueño, etc., que hay que eliminar. Suelo solicitar un EMG, pero no es obligatorio para el diagnóstico, que es esencialmente clínico: la conjunción de aumento de la debilidad muscular + fatiga/fatigabilidad al esfuerzo y dolores articulares/musculares.

CF.– En tu experiencia clínica, ¿qué síntomas son los más frecuentes y en qué orden se presentan habitualmente?

RJ.– La fatigabilidad es el más frecuente. Los pacientes describen que no consiguen hacer el mismo esfuerzo que antes.

CF.– ¿Cuál crees que es el síntoma más incapacitante para el paciente o el que más afecta a su calidad de vida?

RJ.– Es variable, probablemente el dolor.

CF.– ¿El dolor es un síntoma constante del SPP?

RJ.– En general, sí, pero hay formas esencialmente dolorosas y otras en que los pacientes no tienen dolor, pero presentan una agravación motora grave.

CF.– Aparte del EMG, ¿utilizáis la ecografía muscular para el diagnóstico del SPP?

RJ.– No, no tengo ninguna experiencia.

CF.– El hecho de que tanto el SPP como la ELA sean enfermedades de la neurona motora y la ubicación topográfica sea idéntica (asta anterior de la médula), ¿te hace pensar en que pueda haber alguna relación etiopatogénica entre ambas?

RJ.– Yo no lo creo, los mecanismos fisiopatológicos son distintos en los dos casos.

CF.– ¿Descartarías que en los próximos años las investigaciones nos lleven a encontrar puntos en común entre SPP y ELA, por ejemplo, un origen vírico común?

RJ.– No, no creo para nada que la ELA tenga una base vírica, probablemente la genética influya mucho más de lo que sabemos hoy en día. También contribuyen factores ambientales, pero, en mi opinión, de tipo tóxico/metabólico.

CF.– ¿Crees que debería haber más recursos para la investigación del SPP?

RJ.– Sí, desde luego, hay que seguir investigando sobre los aspectos de la neuroinflamación.

CF.– ¿Estás investigando ahora mismo algún aspecto concreto del SPP?

RJ.— Sí, estamos buscando biomarcadores que nos puedan confirmar el diagnóstico de SPP y poder diferenciar las distintas formas (motoras vs. dolorosas, por ejemplo).

CF.— Muchas gracias, Raúl. Os animamos a continuar la investigación en este campo, actualmente poco atendido tanto por la industria como por la propia Administración pública.

ENTREVISTA 4.
DR. ENRIC PORTELL

El Dr. Enric Portell, médico especialista en rehabilitación, recientemente jubilado, se ha dedicado al tratamiento de personas con secuelas de polio y SPP durante treinta y cinco años.

Ha publicado diversos trabajos, juntamente con su equipo. Ha participado en estudios y conferencias, a nivel nacional e internacional, y es uno de los médicos rehabilitadores españoles más acreditados en el tratamiento de las secuelas de la polio y el SPP.

Sus pacientes le recuerdan como una persona humana, cercana y siempre preocupado por mejorar la calidad de vida de las personas afectadas por las secuelas de la polio.

Es un autor referenciado repetidamente en este libro.

Dr. Carles Fontcuberta (CF).— Dr. Portell, gracias por colaborar en el libro. Tus aportaciones tienen mucho valor.

Tengo algunas preguntas relacionadas con la prestigiosa institución en la que has trabajado tantos años y otras más

específicas del SPP. El Institut Guttmann, en Barcelona, es una entidad con una larga trayectoria en el tratamiento de los pacientes con SPP (además de su prestigio reconocido en el tratamiento de pacientes con lesiones medulares, entre otras patologías). ¿Sabrías decirme desde cuándo se visitan en ese centro a pacientes con SPP?

Enric Portell (EP).— En los primeros años tras la inauguración del Institut Guttmann, en el barrio de La Sagrera, en Barcelona, se trataron niños con secuelas de polio en la fase aguda de la enfermedad. Me refiero a los años 1965 hasta 1970 aproximadamente.

Posteriormente, a partir de 1990 se fueron atendiendo casos puntuales de personas con secuelas de polio que consultaban por problemas puntuales del aparato locomotor, reposición de material ortoprotésico y desde el inicio del siglo xxi los primeros SPP.

A partir del 2007 se convierte en habitual la atención de personas afectadas de secuelas de polio y SPP.

CF.— ¿El Institut Guttmann mantiene algún tipo de relación profesional o institucional con otros centros similares a nivel internacional? ¿Hay algún trabajo de investigación conjunto? He oído hablar del estudio FORCE.

EP.— Hemos colaborado en jornadas y congresos de ámbito europeo y participamos en un ensayo clínico fase ii-iii en que estaban implicados la mayoría de los centros europeos, de EE. UU. y Canadá que atienden personas con SPP. En este ensayo clínico se ensayaron inmunoglobulinas para tratar de frenar la pérdida de fuerza y mejorar la resistencia o fatigabilidad de las personas con SPP, aparte de otras variables. Se inició antes del COVID, tuvimos muchas dificultades para reanudarlo tras la pandemia y, finalmente, no tengo conocimiento exacto de cómo finalizó ni los resultados. Sin embargo, creo que los resultados no fueron concluyentes.

CF.— ¿Cuántos pacientes, aproximadamente, con el diagnóstico de SPP constan en los archivos documentales de la Guttmann?

EP.— En nuestro hospital habíamos atendido unos mil doscientos pacientes, de los cuales aproximadamente un 60 % podían reunir los criterios de SPP. Es difícil de establecer con certeza, dado que no siempre se puede establecer el diagnóstico, a menos de que disponga de exploraciones previas con que comparar o una EMG alterada. Si no, el diagnóstico se establece con los años y en ocasiones no queda registrado o codificado correctamente.

CF.— Soy consciente de que no se conoce la prevalencia exacta de SPP en España. ¿Cuál es tu percepción sobre la prevalencia del SPP en España y, también, en concreto en la ciudad de Barcelona?

EP.— No hay registros de número de personas afectadas de secuelas de polio. Siempre se manejan estimaciones y se habla de unas cuarenta mil personas en España con secuelas de polio, diez mil de ellas podrían residir en Cataluña, de ellas cinco mil en el área metropolitana. De todas ellas, un 60 % podrían estar afectados de SPP.

CF.— ¿Tienes la impresión de que el SPP está infradiagnosticado?

EP.— Efectivamente. Lamentablemente, el conocimiento de esta entidad clínica es mínimo entre los profesionales sanitarios. En la carrera de Medicina, se trata la polio aguda, en una sola clase de una hora, mezclado con otras enfermedades víricas que pueden afectar el sistema nervioso. No se menciona la posibilidad de desarrollar un SPP con el paso de los años. Y posteriormente los médicos que atienden personas con secuelas de polio, entiéndase medicina de familia, traumatología, tampoco se han formado en el tema. Tal vez si consultan a Neurología o Rehabilitación pueden encontrarse con un profesional que conozca la entidad clínica.

CF.– ¿Qué especialidades están implicadas, en la Guttmann, tanto en el diagnóstico como el tratamiento y el seguimiento del SPP?

EP.– Rehabilitación y Neurología son quienes atienden a la persona en la primera visita. Posteriormente, en función de cada caso, se visitan juntamente con un técnico ortopédico, o se derivan a traumatología, psicología clínica, fisioterapia, si se requiere. Se solicitan pruebas complementarias, como EMG, analítica de sangre, espirometría, radiología, si es necesario.

CF.– ¿Cuál sería el proceso normal que se debe seguir para el diagnóstico del SPP?

EP.– Lo más importante es efectuar una buena historia clínica. Se preguntará especialmente por otras entidades clínicas que pueden simular un SPP, entre ellas, especialmente, el hipotiroidismo. Se incidirá en descartar otras enfermedades neurológicas y en radiculopatías que también pueden comportar pérdida de fuerza. Se puede complementar, o debería hacerse, con apoyo de EMG, aunque el profesional que la realice debe discriminar lo que son «secuelas de polio» con ondas gigantes de reinervación, de la inestabilidad de las unidades motoras (Jitter) o la fibrilación de denervación reciente.

CF.– ¿Qué centros especializados hay en España?

EP.– Solo tengo conocimiento de otros centros de Barcelona, el Hospital Universitario de Bellvitge, dirigido por la Dra. Mónica Povedano, y del Hospital Universitario Vall d'Hebron, que durante años coordinó el Dr. Gámez y actualmente dirige el Dr. Juntas de Neurología y el Dr. Bernabéu de Rehabilitación.

CF.– Un paciente que quiera ser atendido en el Institut Guttmann, ¿puede acudir libremente?

EP.– Las personas residentes en Cataluña pueden hacerlo con cargo al Servei Català de la Salut (asistencia pública), si son derivados por su equipo de asistencia primaria o de otro especialista de la red pública. Las personas que residan fuera de Cataluña deben solicitar una orden de derivación en su comunidad autónoma y cada vez es más difícil de que se la concedan. En cualquier caso, se puede acceder de forma privada, aunque las mutuas no suelen autorizar estas derivaciones y debe efectuarse el pago correspondiente por los servicios recibidos privadamente.

CF.– ¿Crees que se destinan suficientes recursos públicos para atender a los pacientes afectos del SPP?

EP.– Definitivamente, no. En los años 2000-2007, ya fuera por la presión de las asociaciones o por la bonanza económica, se hicieron planes de atención integral para este colectivo, pero tras la crisis económica, que en Cataluña se inició con los célebres recortes (2010-2015) en sanidad y que después siguió en toda España. Quedó en esto, en planes sin repercusión real.

CF.– Por tanto, ¿el Institut Guttmann no tiene una partida presupuestaria de financiación pública dedicada específicamente al SPP?

EP.– Antes de los recortes, disponíamos de una partida concreta para el programa de «Atenció a les Persones amb séqueles de polio i Sindrome postpolio», pero tras la reducción presupuestaria en sanidad desapareció o quedó en un importe anecdótico que en ningún caso cubría las visitas y exploraciones complementarias que comportaban las visitas.

CF.– ¿Hay recursos tecnológicos o instalaciones específicas para el SPP en esta institución?

EP.– En el Institut Guttmann, se visita a toda persona afectada de polio o SPP que lo solicite, ya sea por la vía pública o privada. Se efectúan las visitas por diversos especialistas y se efectúan las exploraciones complementarias necesarias o los dispositivos ortopédicos correspondientes. Ahora bien, si hay que hacer fisioterapia, nos vemos limitados por la distribución geografía de los recursos sanitarios de Cataluña. No tiene sentido desplazarse en un transporte sanitario desde más de cien kilómetros y, por ello, lo que se hace es intentar contactar con los profesionales que haya más cerca de la residencia habitual de la persona afectada. En cuanto a las instalaciones, si vienen a hacer fisioterapia en nuestro centro, son las mismas que para las diversas patologías que atendemos.

CF.– ¿Los médicos de atención primaria y los rehabilitadores son o deben ser los principales implicados tanto en el diagnóstico como en el tratamiento del SPP?

EP.– Debería ser así, aunque por el desconocimiento existente en el ámbito de la medicina de familia, muchas veces son los neurólogos los profesionales a los que se deriva la persona afectada. En ocasiones, los neurólogos diagnostican o sospechan un SPP una vez descartadas otras entidades clínicas (ELA, miopatía, radiculopatía, polineuropatía). En otras ocasiones, es el propio paciente el que a través de la información que recibe de alguna asociación de afectados (APPCAT, por ejemplo) pregunta a su médico de familia al respecto o solicita ser derivado a un centro especializado. Los médicos de primaria desconocen los mecanismos para derivar a los pacientes al Institut Guttmann o creen que es un centro que atiende exclusivamente personas con lesión medular como antaño.

CF.– ¿La rehabilitación y la neurorrehabilitación son lo mismo?

EP.– La rehabilitación es un concepto general, que abarca todo el ámbito del aparato locomotor. La neurorrehabilitación, como su nombre indica, está centrada en el ámbito neurológico, atendiendo a situaciones muy diversas como trastornos cognitivos, conductuales, secuelas de un traumatismo craneoencefálico, secuelas de un ictus, lesiones medulares, etc.

CF.– ¿La rehabilitación en el caso del SPP es curativa?

EP.– No, la rehabilitación no es curativa. Contribuye a vivir con la discapacidad o la limitación, de la manera lo más autónoma posible y con mejor calidad de vida.

El objetivo principal, tanto del paciente como de los familiares o persona con la que conviva, es mejorar la calidad de vida de la persona afectada. En la mayoría de los casos, se consigue, pero siempre debe contar con la complicidad del paciente. Lo que a veces ocurre es que el paciente desea una curación y no se lo podemos ofrecer.

CF.— ¿Nos atreveríamos a decir que la rehabilitación puede alargar los períodos de estabilidad clínica del SPP?

EP.— El SPP, en general, cursa con períodos largos de estabilización, pero la evolución del SPP va a ser independiente de la rehabilitación.

Pueden darse consejos, como, por ejemplo, mejorar ciertos hábitos de vida, dejar de fumar, perder peso si es el caso, incorporar ayudas técnicas como un bastón o un caminador, usar la silla de ruedas para distancias largas, utilizar ortesis (aparatos ortopédicos) para evitar caídas, reducir el dolor y el gasto energético, evitar los esfuerzos físicos, etc. Promover programas de fisioterapia para potenciar la musculatura debilitada tras una lesión sobreañadida, por ejemplo, una fractura o una intervención quirúrgica, evitando cargas excesivas. Los ejercicios desgravados en piscina son los más adecuados, etc. Pero, lamentablemente, no podemos incidir en la estabilización clínica de la enfermedad.

CF.— ¿Hay tratamiento farmacológico para el SPP que tú sepas?

EP.— Existen fármacos que aún sin evidencia científica en ocasiones pueden mejorar algún síntoma como la fatiga o cansancio. No son útiles para frenar el curso del proceso. Me refiero a la L-carnitina, la piridostigmina y la amantadina, pero deben ser validados caso por caso, siempre explicando pros y contras, así como con un seguimiento cercano para no estar tomando fármacos de forma innecesar a si no se aprecia mejoría.

CF.– ¿En el campo de la RHB hay investigación, a nivel nacional o internacional, sobre nuevas técnicas?

EP.– Creo que, en la actualidad, en los países occidentales hay escaso interés por el tema. Al ser una entidad clínica minoritaria (enfermedad rara), no hay un interés económico por parte de los laboratorios. Será en los países con gran número de población y que han tenido casos de polio hasta años más recientes (India, Pakistán, Brasil) los que, probablemente, dentro de unos años vean la magnitud del problema y quizá entonces se pondrán a investigar.

CF.– ¿En qué crees que más hemos avanzado en el tratamiento rehabilitador de pacientes con SPP en los últimos años?

EP.– En el conocimiento y diagnóstico, con lo que la persona al menos sabe por qué le ocurren los síntomas que manifestaba y no sabía a qué atribuir y a mejoría en el acceso a aparatos ortopédicos más ligeros.

CF.– ¿Qué criterios diagnósticos usáis?

EP.– Los criterios reconocidos en el 2013. Antes, el término era más ambiguo, según usaras los de Halstead, los de Dalakas, etc., pero los criterios son básicamente la pérdida de fuerza en músculos afectados previamente por la polio, años después de un período de estabilidad clínica, y que no se pueda explicar por otra causa. De ahí la importancia de la correcta anamnesis y, si es necesario, pruebas complementarias.

CF.– ¿Qué valor le das a una EMG? ¿Es una prueba concluyente?

EP.– No. Una EMG alterada (denervación reciente sobre la antigua de la fase aguda de la polio o la inestabilidad de los PUMS) confirma SPP, pero si es normal y solamente confirma la secuela de polio no es excluyente. Puede que estemos realizando la EMG en un período de estabilidad, entre dos períodos de pérdida de fuerza. La evolución del SSP no es progresiva. Es a brotes o a temporadas.

CF.– ¿Se utiliza la ecografía muscular para el diagnóstico del SPP?

EP.– No. Creo que solamente es válida para ver atrofia muscular en músculos que habían estado afectados por la polio. No para el diagnóstico o evolución del SPP.

CF.– ¿Cómo proceden los equipos multidisciplinares para el tratamiento rehabilitador del SPP?

EP.– Tras una primera valoración, se decide si precisa, además, la valoración de traumatología por si requiere una intervención quirúrgica para corregir alguna deformidad o lesión sobreañadida. La electromiografía que contribuye al diagnóstico o a descartar otras patologías añadidas muy frecuentes, como síndrome túnel carpiano, radiculopatías...

En ocasiones, precisa atención por psicología clínica, pudiendo después seguir visitas individualizadas o entrar a sesiones de terapia de grupo que se han mostrado muy eficaces. Asimismo, es básico tener al lado un técnico ortopédico, ya que muchos aparatos de marcha, como bitutores largos, necesitan ser personalizados (tipo de articulación, de sistema de bloqueo...) y, personalmente, creo muy importante la valoración conjunta con el técnico de la ortopedia.

El Departamento de Fisioterapia para reeducar la marcha con el nuevo dispositivo ortopédico o para trabajar músculos que se han atrofiado, en ocasiones por desuso, la electroestimulación tiene poca utilidad.

CF.— Algunos estudios parecen buscar alguna relación del SPP con otras enfermedades. ¿Tienes información sobre SPP y ELA o entre SPP y fibromialgia/fatiga crónica?

EP.— Creo que no tiene ninguna relación SPP con ELA, aunque se puede dar. De hecho, se ha dado el caso de personas con secuelas de polio que cursan con síntomas que sugieren SPP (la EMG es indistinguible), pero que su rápida evolución nos confirma que es ELA. En cuanto a fatiga crónica y fibromialgia, se barajó hace años la posibilidad de que tuvieran alguna relación, pero hoy día, en que hace años que se erradicó la polio en España, las personas jóvenes con fatiga crónica o fibromialgia no pueden haber tenido ningún contacto con virus polio y, por tanto, no deben guardar ninguna relación.

CF.— Los hábitos de vida saludables, entre ellos el control del peso, no fumar, reducir el estrés, ¿crees que inciden positivamente en la evolución del SPP?

EP.— Desde luego. Son los primeros consejos que se dan a una persona con SPP y añadiría el de no ser reacios a utilizar ayudas técnicas u ortesis. Hay mucha resistencia a empezar a utilizar un bastón, que nos puede salvar de una caída que puede ser catastrófica. Una fractura de fémur o de tibia en una persona con antecedentes de polio puede comportar, a diferencia de una persona sin secuelas de polio, el dejar de caminar definitivamente. Una ligera deformidad en el fémur o quedar en ligero flexo de rodilla puede comportar acabar en silla de ruedas.

CF.– ¿Querrías añadir alguna cosa?

EP.– Quiero felicitarte por la iniciativa de escribir este libro, que confío pueda ser de utilidad a todas las personas que de alguna forma interactuamos con el colectivo polio y SPP, desde profesionales de la salud y hasta la Administración.

CF.– Muchas gracias.

Se presenta el testimonio de dos personas que sufren directamente las consecuencias de la polio y, en concreto, el SPP.

ENTREVISTA 5.
SR. RAMON DIORRIOS

Hablamos, ahora, con el Sr. Ramon Diorrios, presidente de la Asociación de Afectados de Polio, Secuelas de la Polio y Síndrome postpolio», de Cataluña.

Forma parte de esta asociación desde hace unos siete años y es presidente de ella desde el 2021.

Asimismo, es el representante de esta asociación en el Real Patronato de la Discapacidad, de España.

Luchador incansable, líder, buena persona, es un hombre muy positivo, empático, sufrido y con una enorme resiliencia.

Su lucha actual consiste en conseguir el reconocimiento de estas enfermedades en el desarrollo de la Ley de la Memoria Democrática.

Dr. Carles Fontcuberta (CF).— Sr. Diorrios, gracias por prestarte a colaborar en este libro que de una manera muy directa te interpela.

¿Qué edad tienes? ¿Dónde naciste? ¿En tu área geográfica hubo muchos casos de polio?

Ramon Diorrios (RD).— Tengo sesenta y nueve años y nací en Maella, provincia de Zaragoza. Pero vine de pequeño a vivir a Barcelona, que fue donde me infecté de polio. En Barcelona conocí varios niños afectados y, ya de adolescente, recuerdo que había más de veinte casos.

CF.— Cuéntanos brevemente tu experiencia personal inicial. Tuviste polio, ¿a qué edad?

RD.— Cogí la polio a los siete años, recién iniciada la vacunación en España. Por aquel entonces, yo estaba afectado de tuberculosis. Cuando me dieron el terrón de azúcar, de la vacuna oral que se administraba entonces, a los pocos días inicié súbitamente una parálisis de la pierna derecha.

Me atendió el Dr. Barraquer, neurólogo del Hospital de Sant Pau de Barcelona. Estuve mucho tiempo sin poder caminar, pero no recuerdo el tiempo exacto.

CF.— ¿Qué formación tienes y qué estudios cursaste? ¿A qué te has dedicado profesionalmente? ¿Has tenido limitaciones laborales o profesionales por tu discapacidad?

RD.— Soy ingeniero técnico mecánico y químico, aunque me he dedicado a la dirección de ventas y al *marketing*.

No he tenido nunca ninguna limitación laboral hasta los cincuenta años, que empecé a tener dolores de espalda, posiblemente como consecuencia de las secuelas de la polio por mi asimetría de piernas. Como he dicho, andaba un poco cojo, basculaba un poco al andar y creo que esto explicaba los dolores de espalda.

CF.– ¿Qué recuerdas del impacto de tu enfermedad en tu familia?

RD.– Mi madre estaba tan angustiada por mi proceso tuberculoso que restó un poco de importancia a la nueva enfermedad. En cambio, mi padre se preocupó más. Fue él quien decidió llevarme a un neurólogo en lugar de a un traumatólogo, como se acostumbraba a hacer por si hubiera que intervenir para corregir la deficiencia.

CF.– ¿Qué nivel de gravedad tuviste?

RD.– Mi parálisis se resolvió prácticamente del todo. Solo que las piernas no tenían la misma longitud y andaba un poco cojo, pero ello no me impedía ni andar, ni correr ni, incluso, hacer escalada. A los doce años hacía esquí con normalidad y deportes de alta montaña.

CF.– ¿Qué tratamientos te hicieron?

RD.– No me pusieron nunca ningún aparato ortopédico. Mis padres no me llevaron a ningún traumatólogo para evitar que me operaran. Solo me visitó el neurólogo, que indicó rehabilitación y fisioterapia con profesionales muy cariñosos que me atendieron muy humanamente.

Hice muchísimos ejercicios y desarrollé mucho la fuerza muscular en ambas piernas. Los fisioterapeutas me vaticinaron que, si no hacía deporte, al llegar a mis cuarenta años no podría andar. Ello me llevó a hacer ejercicios y deporte intensos.

CF.— ¿En aquel momento, al inicio de tu enfermedad, te sentiste «distinto» a los otros niños?

RD.— Sí, totalmente. En mi colegio, al principio, yo era el único que no hacía deporte. Era el bicho raro que no corría y ello me diferenciaba del resto. El ejercicio lo empecé a hacer posteriormente fuera de la escuela. Era una enfermedad con un alto grado de estigmatización social.

CF.— ¿Cómo te aceptaron tus amigos que no enfermaron?

RD.— Al inicio de mi enfermedad, a los siete u ocho años, salía muy poco a la calle. Estaba poco socializado. Tenía poca relación con el resto de los niños de mi edad. Luego, poco a poco, esto fue cambiando.

CF.— ¿Con qué secuelas permanentes quedaste?

RD.— Prácticamente, ninguna. Cojeaba levemente. Me pusieron una cuña en el zapato y prácticamente no se me notaba nada. Ya he dicho que no tuve limitaciones para practicar deporte intensamente.

CF.— Después de estabilizarte, ¿cómo evolucionaste, concretamente, en los siguientes quince años?

RD.— Sin apenas limitaciones. Hice el servicio militar. Fui delegado de deportes en la escuela industrial y practiqué muchas otras actividades físicas.

CF.— ¿Tu juventud y posterior vida adulta tuvieron limitaciones físicas? ¿Qué grado de discapacidad tenías?

RD.— El primer problema importante, posiblemente no derivado de la polio, fue una hernia discal intervenida a los veintiocho años y a los treinta y dos fui reintervenido. No me comentaron que fuera por la polio. No quedó claro. Aunque la basculación que yo hacía al andar quizá tuvo que ver en la aparición de la hernia.

CF.– ¿Has conocido personas con secuelas de polio que hayan tenido discapacidades graves?

RD.– Sí, por supuesto. Escoliosis y deformidades importantes. Discapacidades con necesidad de sillas de ruedas. Recuerdo un amigo con una asimetría total de ambas piernas. También he conocido personas con problemas de respiración, etc. Al entrar en la Asociación de Afectados, me encontré con muchas personas con discapacidades importantes.

CF.– ¿En qué momento de tu vida empiezas a notar nuevamente síntomas musculares o de otro tipo?

RD.– Sobre los cincuenta años, empecé a tener dificultades musculares, dolores de piernas, pérdida de fuerza en extremidades, incluso tuve un accidente de moto porque la pierna me falló inesperadamente. La pierna y los tobillos me empezaron a fallar sin traumatismo previo.

CF.– ¿Qué síntomas tienes hoy en día? ¿Ha empeorado tu grado de discapacidad?

RD.– Tengo muchos síntomas a la vez, que, a veces confundo con la evolución propia que tienen todas las personas de mi edad.

Tengo temblor de piernas, piernas inquietas, dificultades para abrir el tapón de una botella, dificultades de memoria, alguna dificultad para la deglución, intolerancia al frío, dificultades para dormir…, todo muy poco específico.

Lo que me hace pensar que es un SPP es que los síntomas que tengo parecen coincidir con los síntomas descritos en esta enfermedad. Sin embargo, el neurólogo me hizo recientemente un electromiograma que confirmó que tuve polio, pero no me aseguraron que tenga un SPP. O sea, clínicamente lo parece, pero no tengo un diagnóstico concluyente.

CF.— ¿Percibes que tu enfermedad evoluciona rápida o lentamente? Lo digo porque según los expertos en pospolio la enfermedad suele avanzar muy lentamente, con largos períodos de estabilización, hasta que vuelve a empeorar y, así, sucesivamente. ¿Dirías que la enfermedad, en tu caso, está evolucionando rápidamente?

RD.— Actualmente, estoy estabilizado. Hace unos meses tuve un bajón muy importante, como la pérdida objetiva de fuerza muscular, la intolerancia al frío y algún síntoma más que no tenía. Ahora no estoy peor. Me siento estabilizado, pero no sé lo que durará.

CF.— ¿Cuántas asociaciones de afectados hay en España?

RD.— Creo que, en toda España, hay unas dieciocho. Algunas con pocos asociados. En el conjunto de España hay asociados unos dos mil quinientos afectados inscritos. En Cataluña somos unos ciento sesenta asociados.

Actualmente, estamos intentando crear una federación española para unificar nuestra representación y ponernos a trabajar con las distintas Administraciones en el desarrollo de la Ley de la Memoria Democrática. Nos parece que una única interlocución puede facilitar las conversaciones y negociaciones.

Hemos trabajado en la elaboración de los estatutos. Hemos conseguido tener un representante en el Real Patronato de la Discapacidad, de España, que ostento yo personalmente.

CF.— ¿Qué pretendéis con la Ley de la Memoria Democrática?

RD.— Una vez aprobada la ley, pretendemos desarrollarla en tres ámbitos esenciales: más reconocimiento, más prestaciones sanitarias y mayores prestaciones sociales.

Todavía no tenemos la repercusión institucional que pretendemos y que merecemos los pacientes afectados de polio, secuelas y SPP. Sin olvidar que somos y nos sentimos víctimas del franquismo por su negligencia en la deficiente atención que recibimos.

Nosotros no nos consideramos discapacitados; nos sentimos abandonados. Hubiéramos podido librarnos de la enfermedad con una actuación gubernamental adecuada.

CF.— ¿Qué valoración haces del funcionamiento de tu asociación?

RD.— De puertas adentro trabajamos intensamente. De puertas afuera somos prudentes porque no queremos que nos asocien a que siempre estamos pidiendo cosas, sobre todo dinero.

Parece que todos nos asocian a exigencias económicas y no es eso. Además, no tenemos ni los recursos humanos ni la energía vital necesaria para dar respuesta a todo lo que nos gustaría hacer. Ello no significa que no queramos visibilidad, pero nos cuesta. Hemos intentado darnos a conocer, pero la proporción de asociados comparativamente con los afectados es muy baja.

CF.— Me has hablado en alguna ocasión de que una de vuestras principales reivindicaciones es que en la atención primaria de salud haya un mayor conocimiento y formación sobre el SPP. ¿Cuál es tu opinión al respecto?

RD.– Efectivamente. La mayoría de los médicos no tienen conocimiento del SPP, ni los de cabecera, ni neurólogos ni traumatólogos. Sabemos más nosotros del SPP que los propios médicos.

Para que me enviaran al Institut Guttmann tuve que batallar meses. No sabían nada ni del diagnóstico ni adónde derivarme.

Un detalle importante, la Administración sanitaria nos impidió distribuir unos folletos en los centros de atención primaria. Tenemos cajas llenas de folletos sin enviar. ¿Alguien puede justificar esto?

Aunque el SPP está internacionalmente reconocido desde el año 2010, la realidad del día a día es que muchos profesionales sanitarios ni saben de él ni creen en él.

CF.– **¿En alguna ocasión, durante tu vida, cuando has acudido al médico por cualquier razón, algún sanitario te ha preguntado alguna vez si tuviste polio de niño?**

RD.– No, nunca.

CF.– **¿Quieres añadir alguna otra cosa?**

RD.– Sí. No solo no estamos poniendo el foco en los pacientes con SPP, sino que tampoco dedicamos tiempo a prevenir, en lo posible, que pacientes afectos de secuelas de polio acaben desarrollando un SPP. Por ejemplo, consejo sobre el tipo de ejercicio conveniente, ciertas ayudas técnicas, etc.

CF.– **Gracias, Ramon, por tu generosidad. Os animo a no desfallecer.**

ENTREVISTA 6.
SR. RAMÓN FERNÁNDEZ

Ramón Fernández es otra persona diagnosticada recientemente en Madrid de SPP. Tiene sesenta y cinco años y es financiero de profesión. Tuvo la polio al año y medio de vida y empezó con síntomas compatibles con un SPP a los sesenta años, es decir, cincuenta y ocho años después del episodio inicial de polio aguda.

Durante su vida, ha vivido y trabajado en distintas ciudades de España. Actualmente, por razones personales y familiares, está residiendo en un pequeño pueblo del norte de la Costa Brava, en concreto en Palafrugell.

No nos conocíamos previamente a esta entrevista. Es una persona activa, inteligente y culta. Es la impresión que me transmite.

Dr. Carles Fontcuberta (CF).– Gracias, Ramón, por aceptar que te formule preguntas cuyas respuestas forman parte de tu vida personal. Tu disposición y tu sinceridad pueden ayudar a otras personas. Como paciente de una polio infantil paralítica, ¿pensaste alguna vez, en el transcurso de tu vida, que podrías tener un SPP?

Ramón Fernández (RF).– En absoluto, nunca me lo planteé ni imaginé. No sabía de la existencia del SPP.

CF.– ¿Cómo recuerdas aquellos primeros años con polio? ¿Y posteriormente?

RF.– La cultura en la que me eduqué era de «esfuerzo»: había que «pelear» para superar las dificultades que aparecían y mejorar. Si no mejoraba era debido a que no me esforzaba lo suficiente. Por otro lado, los distintos profesionales del sistema de salud que atendieron los eventos esporádicos que aparecían nunca hablaron de una causa común. Así que la vida transcurrió sin ninguna memoria sobre la polio.

Si, ocasionalmente, surgía el hecho, el comentario de «pues no se te nota nada» era el mejor piropo, pero también el mejor pasaporte al olvido.

CF.– ¿Cómo debuta en tu caso el SPP?

RF.– En un determinado momento de mi vida, recientemente, pasados muchos años de la polio, comienzan a aparecer episodios variados (fascitis, afecciones de rodillas, hombros bloqueados, espasmos musculares, fatiga, dolor...) que se van sucediendo sin una causa aparente y que aparecen progresivamente, además de debilidad muscular y fatiga. Todo ello, progresivamente.

CF.– ¿Has estado muchísimos años sin apenas ninguna discapacidad o no es exactamente así?

RF.– Sí, efectivamente, sin apenas déficits o limitaciones físicas.

CF.– Cuando finalmente te dicen y aceptas que padeces el SPP, ¿te planteaste consultar sobre la evolución y el tratamiento?

RF.– Sí, claro, pero no tengo una respuesta clara para esto. No sé muy bien a quién acudir ni qué nivel del sistema de salud atiende a este tipo de pacientes. Lo que sí sé es que en atención primaria el desconocimiento sobre el SPP es notorio. Así como los especialistas y servicios de Urgencias con los que he coincidido.

CF.– Por tanto, ¿no has sabido encontrar algún profesional sanitario en atención primaria que pueda aventurarse a decirte cuál es la posible previsión en cuanto a la evolución y pronóstico de tu enfermedad?

RF.– No. Nadie ha mencionado su existencia o posibilidad.

CF.– ¿Alguien te ha aconsejado o comentado si hay algún tipo de medicamento indicado para el SPP?

RF.– En absoluto.

CF.– ¿Crees que los afectados deberíais estar permanentemente actualizados sobre la investigación y aparición de nuevos fármacos que pudieran salir?

RF.– Por supuesto que me gustaría saber dónde estoy en cada momento de mi enfermedad y de la investigación que se esté llevando a cabo en España y en el mundo. Pero me parece una posibilidad remota, tratándose de una enfermedad rara que interesa poco ni a la industria farmacéutica ni a las Administraciones sanitarias. Además, a través de la lectura de Manuel Rivas, soy consciente de las implicaciones políticas (y económicas) de este reconocimiento, lo que aumenta mi desconcierto y, en ocasiones, mi rabia.

CF.– ¿Sabes que en muchas ocasiones los síntomas del SPP pueden confundirse con los síntomas propios del envejecimiento de la persona afectada por esta enfermedad? ¿Lo tienes en cuenta?

RF.– Sí, lo sé. Pero ¿cómo puedo yo distinguir entre las consecuencias de la edad, el desgaste natural y los efectos del SPP?

CF.– ¿Te está afectando a tu calidad de vida la evolución actual del SPP?

RF.– Por supuesto. De hecho, es lo que más me preocupa. El lento y progresivo deterioro de mi calidad de vida. Además, tengo bastantes preguntas sin respuesta: ¿qué prevenciones debo tener?, ¿qué estilo de vida me resulta más apropiado? A nivel sanitario, pero también social y de estilo de vida: nivel de actividad, entornos húmedos o secos, alimentación, adaptación de mobiliario, etc. Para todo ello, no tengo respuestas.

CF.– En cuanto a tu entorno familiar y a tus amistades, ¿cómo lo lleváis?

RF.– Pues me siento apoyado por ellos, ciertamente. Suerte. Pero me gustaría saber más cómo puede mi entorno familiar y de amigos ayudarme mejor. ¿Puede ayudarme la interacción con otras personas que padezcan la misma enfermedad? ¿Cómo las puedo encontrar y contactar? Para esto último tengo alguna respuesta reciente porque he sabido hace poco de la existencia de asociaciones de afectados de polio, secuelas de la polio y SPP.

CF.– Si te pregunto sobre aspectos más íntimos, más psicológicos, ¿qué me dirías?

RF.– Pues mira, también tengo preguntas sin respuesta. Por ejemplo, ¿hay consecuencias a nivel emocional o psicológico que deba tener en cuenta (afectación o no de la libido, síntomas depresivos, apatía, miedos...)? ¿Debo buscar la ayuda de terapeutas especialistas? ¿Cómo puedo hacer para que mi familia y entorno conozca, respete y ayude en lo posible, evitando que se confundan los síntomas propios del SPP con otras actitudes o causas que no tengan nada que ver con el

SPP? Porque igual estoy deprimido, o tengo fatiga, pero no es por el SPP..., yo qué sé. Tampoco tengo respuestas.

CF.— ¿Sabes si, por ejemplo, la aparición de otras enfermedades distintas puede agravar los síntomas del SPP?

RF.— No, nadie me ha hablado de esto. No sé si una gripe, o el propio COVID u otras enfermedades podrían empeorar mi SPP, ni tampoco si debo tener alguna precaución especial para prevenir otro tipo de enfermedades.

CF.— En otro ámbito, por ejemplo, el laboral, el de las prestaciones sociales y económicas, ayudas diversas, etc., ¿crees que estás bien informado?

RF.— No mucho. Supongo que, si acudo a la Administración, en algún punto me informarán. Pero el impacto del SPP en mi vida laboral, en mis derechos sociales o lo que me pueda corresponder por mi discapacidad, de todo esto sé poco. Desconozco el procedimiento a seguir.

CF.— Permíteme, Ramón, terminar con una pregunta sencilla. ¿Recuerdas si, a lo largo de tu vida, cuando has tenido que acudir a tu médico por cualquier circunstancia, has encontrado algún profesional sanitario que te haya hecho la pregunta «¿usted tuvo polio de niño?»?

RF.— Sí, lo recuerdo perfectamente: ¡nadie me ha efectuado esa pregunta!

CF.— Muchísimas gracias, Ramón. Ha sido un placer. Te animo a seguir luchando.

CONCLUSIONES

La polio es una enfermedad infecciosa que dista mucho, todavía, de ser erradicada del mundo. Que no haya polio en España no debería ser un motivo para olvidarnos del daño que sigue provocando en niños de diversos países del mundo.

El SPP es una enfermedad poco conocida e insuficientemente estudiada en nuestro entorno inmediato.

Es una enfermedad poco prevalente, con un diagnóstico complejo por su inespecificidad clínica y sin un tratamiento curativo definitivo.

Todo ello comporta que sea difícil crear conciencia social ni interés profesional hacia esta enfermedad.

Sin embargo, incluso ante estas circunstancias adversas, es oportuna una reflexión como la que propone este libro. Por eso nos hemos animado a escribirlo con la intención de sacar a la luz una realidad que vive a escondidas.

Cuando nos hemos referido a las complicaciones a largo plazo que pueden presentar las personas que sufren la polio, hemos hablado principalmente del SPP.

Conviene insistir en las secuelas mecánicas de la polio que son responsables directas de múltiples molestias y de enfermedades asociadas. Por ejemplo, una osteoporosis en una persona que lleva años en silla de ruedas o una desviación de columna después de años de utilizar determinado tipo de soporte ortopédico o de apoyo.

Parece razonable reflexionar sobre el incierto papel que puede tener la inmigración en el incremento de la prevalencia, en España, de la postpolio en los próximos años. Este es un tema sobre el que no podemos sacar conclusiones, solo advertir de la necesidad de tenerlo en cuenta.

Sobre esta posibilidad deberían tomar buena nota los servicios públicos de salud.

Para terminar el libro, y para el lector no experto que prefiera una información rápida, a continuación se exponen los puntos que deberían conocerse y ser tenidos en cuenta tanto de la polio como de las secuelas y del SPP.

LOS 25 PUNTOS CLAVE DE LA POLIO Y LA POSPOLIO

1. La poliomielitis (polio) y el síndrome postpolio (SPP) son enfermedades distintas, pero relacionadas entre sí por una causalidad directa.

2. Se estima que actualmente, y hasta el momento, hay en todo el mundo más de veinte millones de personas que han padecido la polio. Muchas de estas personas están afectadas de secuelas mecánicas de la polio.

3. Las imágenes más vistas de la polio son las de personas con dificultades de movilidad, con parálisis de una o varias extremidades, usando dispositivos ortopédicos, utilizando una silla de ruedas para desplazarse, incluso, a veces, arrastrándose por el suelo ante la imposibilidad de deambular en bipedestación. Todas estas complicaciones las denominamos secuelas mecánicas de la polio, una situación clínica distinta del SPP.

4. Una misma persona puede tener secuelas mecánicas y, posteriormente, desarrollar un SPP.

5. Con la evidencia científica actual, no es posible tener un SPP si antes no se tuvo una polio paralítica. Las otras dos formas menos graves de polio no parece que puedan favorecer la presentación de un SPP.

6. Entre el episodio de polio y la presentación del SPP pueden pasar hasta ochenta años.

7. Contrariamente a lo que se cree, la polio todavía no está erradicada del mundo.

8. La polio es una enfermedad, preferentemente (no exclusivamente), de niños.

9. En cuarenta años, la inversión para erradicar la polio ha ascendido a 2.5 billones de dólares USA. En estas cuatro décadas se ha vacunado en el mundo a una población de 3 000 000 000 de niños, gracias a lo cual se

han evitado 20 millones de paralíticos y se han impedido 1.5 millones de muertes infantiles.

10. La polio es una enfermedad aguda, infecciosa, muy contagiosa, que se puede prevenir con vacunas. Afortunadamente, las formas paralíticas, que son las graves y las más llamativas, tienen una bajísima incidencia.

11. El SPP es una enfermedad neurodegenerativa, progresiva, que conlleva diversos grados de discapacidad, pero que no afecta a la vida de los afectados. Sí que puede afectar seriamente a su calidad de vida y a sus actividades de la vida diaria.

12. El virus «histórico» de la polio se denomina virus salvaje de la polio. Este está prácticamente erradicado el mundo, a excepción de Afganistán y Pakistán, que actualmente (finales del 2024) siguen siendo países endémicos.

13. La polio, debida al virus salvaje, está erradicada en los países más desarrollados. En España, desde 1988 (en el conjunto de Europa en el 2002).

14. Desde el 2016, ha aparecido un nuevo virus denominado poliovirus derivado de la vacuna oral, que ha ocasionado la reaparición de la polio en países que ya estaban libres de esta enfermedad. Principalmente, en diversos países africanos y en el Sudeste Asiático.

15. El SPP ha tardado 135 años en ser reconocido como una enfermedad por parte de la comunidad internacional (1.ª descripción de un caso en 1875 hasta conseguir estar incluida en la codificación internacional de enfermedades, con el código G14, en el 2010).

16. Los médicos de atención primaria desconocen, mayoritariamente, el SPP que no ha formado parte de su formación de grado, tampoco de su formación de posgrado ni, todavía, de su interés profesional.

17. El SPP, aun siendo una enfermedad progresiva, puede tener largos períodos de estabilidad —incluso de diez años—. No es una enfermedad que deba causar la muerte de quien la padece.

18. El SPP es una enfermedad, preferentemente, de gente mayor.

19. Ante cualquier persona mayor que acuda a la consulta de un profesional sanitario por síntomas como mayor fatigabilidad, menor resistencia al ejercicio, debilidad muscular o pérdida de fuerza, de meses de evolución, la anamnesis debería incluir siempre interrogar sobre un posible antecedente de polio en su infancia.

20. El SPP se presenta, de manera progresiva, con una serie de síntomas subjetivos difíciles de medir o evaluar — fatiga, cansancio, dolores, alteraciones del estado de ánimo, intolerancia al frío, entre otros síntomas—.

21. El SPP también se presenta con síntomas objetivos y medibles como la debilidad muscular, la pérdida de fuerza, la mayor fatigabilidad para efectuar esfuerzos o ejercicios, etc. La práctica de una EMG (electromiografía) junto con un correcto interrogatorio clínico y una adecuada exploración neurológica permitirán al médico efectuar un diagnóstico certero de SPP.

22. No hay pruebas analíticas ni radiológicas para diagnosticar un SPP. Solo la EMG puede orientar el diag-

nóstico, pero tampoco es siempre concluyente. El diagnóstico se basa en la historia clínica del paciente, la exploración física (neurológica) detallada y por la exclusión de otras enfermedades que pueden tener síntomas parecidos.

23. El SPP no tiene, en la actualidad, ningún tratamiento farmacológico que se haya demostrado eficaz ni, menos aún, curativo.

24. La rehabilitación, los cambios de estilo de vida, los consejos sobre el ejercicio más adecuado, el reposo pautado, la adaptación psicológica, la empatía hacia ellos y sus familias ante su nueva discapacidad, así como la terapia ocupacional pueden mejorar significativamente la calidad de vida de estos pacientes.

25. Tanto el SPP como las secuelas mecánicas de la polio irán en aumento, en todo el mundo, durante buena parte —o en su totalidad— del siglo xxi. Son, por tanto, situaciones clínicas para tener en cuenta por parte de los servicios públicos de salud y los organismos sanitarios internacionales competentes. Los clubes rotarios de todo el mundo tienen la posibilidad de concienciar a los Gobiernos de sus respectivos países sobre el incremento de esta enfermedad en los próximos años.

REFERENCIAS BIBLIOGRÁFICAS

Águila Maturana AM, Alegre de Miguel, C. Tratamiento de la fatiga en el síndrome postpoliomielitico. Revista de Neurología. 2010;50(10):595-602.

Águila Maturana AM, Cano de la Cuerda, R. Nuevos síntomas en pacientes con secuelas de poliomielitis. Síndrome postpolio. Revista de la Sociedad Española de Rehabilitación y Medicina Física. 2005 enero;39(1):13-19.

Ammar Khan, Anna Virani. Post-polio Syndrome in a Primary Care Setting: A Case Report. The Cureus. 2022 sep;14(9):e29361.

Amate Blanco JM, Bouza Álvarez C. Breves consideraciones sobre el Sd. pospolio y su impacto en España. Sobre ruedas. 2008;68:2-4.

Ballester Añón, R. Entre la metáfora y la realidad: discapacidad e identidad en la historia de la poliomielitis. Dynamis. 2008;28.

Ballester Añón R, Bueno Vergara E, Sanz-Valero J. Información, autoayuda y creación de identidades: las tecnologías de la información y la comunicación (TIC) y las asociaciones de discapacitados físicos. El ejemplo de la poliomielitis. Salud colectiva. 2011 oct;7(1):39-47.

Ballester R, Porras MI. Políticas, respuestas sociales y movimientos asociativos frente a la poliomielitis: la experiencia europea (1940-1975). Dynamis. 2012;32(2):273-414.

Ballester R, Porras MI. La lucha europea contra la presencia epidémica de la poliomielitis: una reflexión histórica. Dynamis. 2012;32(2):273-285.

Barbosa de Lira, CA. Functional exercise capacity in maximal and submaximal activities of individuals with polio sequelae. European Journal of Applied Physiology. 2023;123:711-719.

Bosch, X. Post-polio syndrome recognised by European parliament. Lancet Neurol. 2004;3:4-5.

Bouza C, Muñoz A, Amate JM. Síndrome postpolio: revisión de la literatura, situación en España y posibles líneas de actuación: informe técnico de la Agencia de Evaluación de Tecnologías Sanitarias del Ministerio de Sanidad y Consumo; 2002, junio.

Bouza C, Muñoz A, Amate JM. postpolio syndrome: a challenger to the health-care System. Health Policy. 2005;71(1):97-106.

Bouza C, Amate JM. Síndrome postpolio: revisión de sus características clínicas y tratamiento. Revista de Neurología. 2006;43(5):295-301.

Cano de la Cuerda, R. SPP y envejecimiento. Polibea. 2004;69:20-23.

Carod Artal FJ, Vargas AP, Del Negro MC, Lima GA. Magnetic resonance findings of the anterior horns of the spinal cord in a patient with post-polio syndrome. Rev. Neurol. 1999 oct;29(8):789.

Casas Roigé, Robert. El franquisme com a patologia. 'Pòlio, crònica d'una negligència', d¡Armengou i Belis. L'Espill. 2017;(54):173-185.

Centurion E, Del Valle Jiménez Y, Cataldo Mónica G. Poliomielitis y síndrome postpoliomielítico en Argentina. Neurol. Arg. 2024;16(3):113-121.

Coca JR. Enfermedades raras. Contribuciones a la investigación social y biomédica. Editorial Ceasga-Publishing. 2019.

Dalakas MC. Amyotrophic lateral sclerosis and post-polio: differences and similarities.

Birth Defects.1987 jan;23(4):63-81.

Emre Latifoglou, Ece Çınar , Göksel Tanıgör, Arzu Yağız On. Coexistence of fibromyalgia and post-polio syndrome in persons with prior poliomyelitis in Türkiye: the relations with symptoms, polio-related impairments, and quality of life. Disability and Rehabilitation. 2023;45(21):3511-3518.

Esteban J. Poliomielitis paralítica. Nuevos problemas: el síndrome postpolio.

Revista Española de Salud Pública. 2013;87(5):517-522.

Esteve de Miguel R. Seqüeles tardanes de la poliomielitis. Síndrome postpoliomilitis.

Lliçó inaugural del curs 2003. Revista de la Reial Acadèmia de Medicina de Catalunya. Gener-abril 2003;18 (1).

García Gálvez P, Sebastián Cambón R, Higes Pascual F, Sánchez-Migallón M J, Yusta Izquierdo A. Enfermedades medulares y neuropatías. Enfermedad de la motoneurona. 2011 abril;10 (77):5200-5208.

García-Molina A, Roig-Rovira T, Portell E. Síndrome postpolio, quejas cognitivas y exploración neuropsicológica. Rehabilitación. 2015;49(2):70-74.

Gracia D. Las enfermedades raras, un reto histórico. Editorial EIDON. 2017;47:1-2.

Groce Nora Ellen, Lena Morgon Banks, Michael Ashley Stein. The Global polio Eradication Initiative-polio eradication cannot be the only goal. www.thelancet.com/lancetgh. 2021 set;Vol 9.

Guerra Santos I, Rodríguez JA. El Refúgio da Paralisia Infantil: cuando al estigma físico se añade el estigma social. Clio & Crimen. 2019;16:361-378.

Halstead **LS.** Assessment and differential diagnosis for post-polio syndrome. Orthopedics. 1991;14(11):1209-17.

Halstead **LS.** A brief history of postpolio Syndrome in the United States. Archives of Physical Medicine and Rehabilitation. 2011; 92:1344-1349.

Irles Diciena M, Martínez Fuentes J. Fisioterapia en el Sd pospolio. Revista de Fisioterapia. 2004;3(2):17-20.

Izquierdo Martínez M, Avellaneda Fernández, A. Enfoque interdisciplinario de las enfermedades raras: un nuevo reto para un nuevo siglo. Med Clin. 2003;121(8):299-303.

Katja A, Karin L, Lexell J, Mansson E.

Changes in self-perceived performance and satisfaction with performance of daily activities following interdisciplinary rehabilitation in people with late effects of polio. NeuroRehabilitation. 2024 feb;54(2):331–342.

Koopman F, Beelen A, Gilhus N, De Visser M, Nollet F. Tratamiento para el síndrome postpoliomielítico. Biblioteca COCHRANE. 2015.

Khan A, Virani A. Post-polio Syndrome in a Primary Care Setting: A Case Report. Cureus. 2022 sep;14(9):e29361.

Kumru H, Portell E. Restless legs syndrome in patients with sequelae of poliomyelitis. Parkinsonism Relat Diso**rd.** 2014 Oct;20(10):1056-8.

Lázaro J, Gracia D. La relación médico-enfermo a través de la historia. Anales del Sistema Sanitario de Navarra. 2006;29(3):7-17.

Limia Sánchez A. La erradicación de la poliomielitis en la región europea de la Organización Mundial de la Salud. Rev Esp Salud Pública. 2013;87:507-516.

Loesser M, Martin D. The Effects of Anthroposophic Medicine in Chronic Pain Conditions: A Systematic Review. Journal of integrative and complementary medicine. 2023;29(11):705–717.

Macias Jiménez AI, Águila Maturana AM, Cano de la Cuerda R, Miangolarra Page JC. Influencia de las secuelas de la poliomielitis y síntomas del síndrome postpolio en las actividades de la vida diaria y en la calidad de vida relacionada con la salud. Revista de la Sociedad Española de Rehabilitación y Medicina Física. 2006;40(4):201-208.

Mafla-Ayub KA, Guzman-Molano L, Centanaro-Meza G, Mejia-Mojica J. The legacy of polio: 2 cases of post-polio syndrome and review. Rev. Mex. Neurocienc. 2022; 23(3):97-104

Masanés Torán, F. El síndrome postpoliomielitis. Medicina integral: medicina preventiva y asistencial en atención primaria de la salud. 1995;25(9):417-420.

Mateos-Angulo Á, Salazar-Agulló J.A, Roldán-Jiménez C, Trinidad-Fernández M, Cuesta-Vargas A.I. Ultrasonography Assessment Based on Muscle Thickness and Echo Intensity in Post-polio Patients. Diagnostics. 2022;12:2743.

MINISTERIO DE SANIDAD. GOBIERNO DE ESPAÑA. Julio 2024. Plan de acción en España para la erradicación de la poliomielitis 2024-2028.

Muñoz Cobos F, Morales Sutil M L, Faz García M C, Ariza González M, Salazar Agulló J A, Burgos Varo M L. Polio y pospolio: visión de pacientes y profesionales en atención primaria. Revista Española de Salud Pública. 2018;n.º92.

Nolvi M, Brogardh, C Jacobsson, L Lexell, J. Sense of coherence anc coping behaviours un persons with late effets of polio. Original article. Annals of Physical and Rehabilitation Medicine. 2022;65(3):101577.

Oluwasanmi OJ, McKenzie DA, Adewole IO, Aluka CO, Iyasse J, Olunu E. postpolio syndr: A review of lived experiences of patients. Int J App Basic Med Res. 2019;9 (3):129-34.

Okumura H , Kurland, LT, Waring SC. Amyotrophic lateral sclerosis and polio: is there an association?. Ann N Y Acad Sci. 1995 May;25:753:245-56.

Palacios A. El modelo social de discapacidad: orígenes, caracterización y plasmación en la Convención Internacional sobre los Derechos de las Personas con Discapacidad. Madrid: CERMI;2008.

Palau F. Enfermedades raras, un paradigma emergente en la medicina del siglo xxi. Med Clin. 2010;134(4):161-168.

Pereira Motta M, et al. Improving Strength and Fatigue Resistance in Post-polio Syndrome Individuals with REAC Neurobiological Treatments. J. Pers. Med. 2023;13 (11):1536.

Pérez Gallardo F, Valenciano L, Gabriel Y, Galán J. Resultados de la campaña nacional de vacunación antipoliomielítica por vía oral en España. Estudio virológico y epidemiológico. Centro Nacional de Virus. Rev Esp Salud Pública. 2013;87:523-540.

Portell E. Poliomielitis y síndrome postpolio. Sobre ruedas. 2008;68:5-7.

Portell E, Humru J. Síndrome postpolio. Formación Médica Continuada en Atención Primaria. 2015;22(3):132-137.

Portell E, Sainz MP. Síndrome postpolio: mejorar la calidad de vida de los pacientes, el gran reto. Sobre ruedas. 2016;92:22-26.

Posada M, Martín Arribas C, Ramírez, A Villaverde, A Abaitua, I. Enfermedades raras. Concepto, epidemiología y situación actual en España. An. Sist. Sanit. Navar. 2008; 31(Supl 2):9-20.

Punsoni M, Nelli S Lakis , Michelle Mellion , Suzanne M de la Monte. Post-polio Syndrome Revisited. Neurol Int. 2023 Apr 13;15(2):569-579.

Quarlei J. Poliomyelitis is a current challenge: long term sequelae and circulating vaccine derived poliovirus. Revision. GeroScience. 2023;45:707–717.

Rodríguez Sánchez JA. De la minusvalía al síndrome postpolio: diagnóstico médico y movimientos asociativos en la creación de una identidad polio/pospolio. Transmisión del conocimiento médico e internacionalización de las prácticas sanitarias: una reflexión histórica; 2011:147-152.

Rodríguez Sánchez JA. La persona enferma como experta. Los cambios promovidos por el asociacionismo polio-pospolio en España, Estudos do Século XX, 2012; 12:103-22.

Rodríguez Sánchez JA. Las secuelas sociales de la polio: los inicios del movimiento asociativo en España (1957-1975), Dynamis, 2012; 32(2):391-414.

Rodríguez Sánchez JA, Ballester Añón R, Guerra Santos I. El movimiento asociativo una perspectiva internacional, nacional y de los casos de Madrid, Valencia y Castilla-La Mancha. El drama de la polio: un problema social y familiar en la España franquista / coord. por María Isabel Porras Gallo, Mariano Ayarzagüena Sanz, Jaime de las Heras Salord, María José Báguena, 2013; págs.233-257.

Rodríguez Sánchez JA, Ballester Añón R, Porras Gallo MI, Báguena Cervellera MJ. La experiencia de la poliomielitis desde la perspectiva de género. En: El drama de la polio. Un problema social y familiar en la España franquista. Madrid: Catarata; 2013: 211-232.

Rodríguez Sánchez JA, Guerra Santos I. Una enfermedad lejana: la información sobre poliomielitis y síndrome postpolio en la prensa hispanolusa, 1995-2009. História, Ciências, Saúde - Manguinhos, Rio de Janeiro. 2015;20(2):653-673.

Rodríguez Sánchez JA, Guerra Santos I. Cuerpos deslegitimados, síndromes ignorados: de la poliomielitis al síndrome postpolio en España. Clío & Crímen: Revista del Centro de Historia del Crimen de Durango. 2019;págs.393-412.

Rodríguez Sánchez JA, Guerra Santos I. La rara secuela de una epidemia. el caso del síndrome postpolio. Enfermedades raras. Contribución social y biomédica. Illness & Society. CEASGA publishing. 2019; págs.129-144.

Roldan P. Trabajo fin de grado de Podología: caso clínico de un paciente pospoliomielítico con apoyo de revisión bibliográfica previa. Departamento de Psicología de la Salud. Área de Enfermería. Universidad Miguel Hernández. Facultad de Medicina. Curso académico 2016-2017.

Sainz MP, Pelayo R, Laxe S, Castano B, Capdevilla E, Portell, E. Describiendo el síndrome postpolio. Neurología: Publicación oficial de la Sociedad Española de Neurología. 2019;37(5):346-354.

Saiz Echezarreta, M. Poliomielitis y síndrome postpolio. Toda una vida superando obstáculos. Nuberos científica. 2015 marzo;2(15):14-17.

Sellés J. La poliomielitis, cincuenta años después aparecen sus secuelas: el síndrome postpolio. Sobre ruedas. 2006;63:16-17.

Serrano Heras C, Prieto Prieto J, Gusi Fuertes N. Comparación entre la capacidad de caminar, fatiga y calidad de vida relacionada con la salud en hombres y mujeres con secuelas de poliomielitis paralítica. IV Congreso Internacional y XXV Nacional de Educación Física: (Córdoba, 2-5 de abril de 2008) «Los hombres que enseñando aprenden». Séneca (Epst. 7,8) / coord. por Leopoldo Ariza Vargas, Manuel Guillén del Castillo; 2008.

Terré R, Almendariz A. Síndrome postpolio. Médula Espinal. 1996;2(1):34-39.

Terré R, Portell Soldevila E. Disfagia orofaríngea secundaria a síndrome postpolio. Revista de Neurología. 2010;50(9):570-571.

Wändell Per, et al. The risk of postpolio syndrome among immigrant groups in Sweden

Sci Rep. 2023 Apr;13;13(1):6044.

Zang, J, Geng, L, Wang, J, Wang, X, Li, k, Zhai, X. Should more attention be paid to polio sequela cases in China? Public Health. 2023;vol 10.